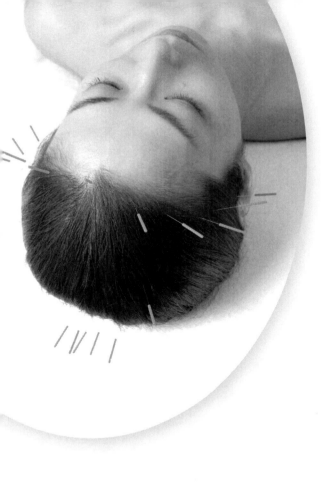

新しい美容鍼灸

美髪鍼

折橋 梢恵
光永 裕之

ユイビ書房

まえがき

　2011年12月、フレグランスジャーナル社から、「新しい美容鍼灸　美身鍼」を出版させて頂きました。初めての出版への取り組みは、とても大変な作業でしたが、その分想い出深い1冊となりました。そして本書「新しい美容鍼灸　美髪鍼」は、熱い想いと大きな夢を抱く仲間たちと執筆をさせて頂きました。鍼灸師やマッサージ師、美容師が協力し、一つの技術を作り上げたことは、新たなチャレンジだと考えています。

　実際にお客様の悩みに対して、専門家同士が意見を出し合うことは、お互いに新しい発見や、知識の共有化、再確認など得るべきものがたくさんありました。

　美容鍼灸という言葉が、鍼灸師の中で一般的に使用されるようになったのは、ここ10年以内のことです。その間、美容鍼灸と言われる技術は、主に美顔を目的とした施術のことを指すようになりました。しかし世の中では美容の悩みと言っても、その悩みが示す範疇は美顔だけではありません。美しい髪、美しい肌、ハリのあるボディラインなど、お客様によって様々な悩みが存在しています。そして世の中の美容の専門家たちはそれらの悩みに対応すべく様々な技術を考え出しては世に生み出しています。

　では、鍼灸師はお客様の美容の悩みに対して、今後どのように向き合っていくべきなのでしょうか？この書籍は、美しい髪をテーマとしていますが、美容鍼灸を通じて鍼灸師が持つ美容の世界に対する可能性や想いも込められています。

　美容鍼灸の登場は停滞する鍼灸業界に対して一つの波紋を呼びました。多くの治療院が美容鍼灸の施術を取り入れているのがその証拠だと言えます。本書が、鍼灸師の視野を更に広くし、新しいことにチャレンジをするきっかけになればと願っています。

　私たちの書籍を手に取って下さった皆様には、こころからお礼を申し上げます。

折橋梢恵

目次

まえがき　3

第1章　新しい美容鍼灸

1. 美容鍼灸の時代　7
2. 美容鍼灸と鍼灸治療　8
3. 折橋式美容鍼灸とは　9
4. 鍼灸師と美容師のコラボレーション　10
5. 折橋式美容鍼灸「美髪鍼」とは　11
6. 折橋式美容鍼灸「美髪鍼」の役割　12

第2章　髪と頭皮の解剖学

1. 解剖学の必要性　13
2. 頭皮の構造　13
3. 毛髪とは　14
4. 毛髪の発生　14
5. 頭皮と毛穴の構造　15
6. 毛髪の構造と役割　16
7. 毛髪の形状　18
8. 毛髪の色　18
9. ヘアサイクル（毛周期）　19

第3章　折橋式美容鍼灸「美髪鍼」

1. 折橋式美容鍼灸「美髪鍼」　21
2. 折橋式美容鍼灸「美髪鍼」の手順　22
3. 仰臥位での全身調整　23
4. 頭部のマッサージ　27
5. 腹臥位での全身調整　39
6. 後頭部、後頚部の刺鍼法　43
7. 前頭部の刺鍼法　46

第4章　髪と頭皮のトラブル

1. 髪と頭皮のトラブル　白髪　　52
2. 髪と頭皮のトラブル　フケ症　　59
3. 髪と頭皮のトラブル　脱毛症　　63

第5章　円形脱毛症の鍼灸治療

1. 円形脱毛症の原因　　73
2. 円形脱毛症の特徴　　73
3. 円形脱毛症の種類　　74
4. 円形脱毛症の診断ポイント　　74
5. 他疾患との鑑別　　74
6. 円形脱毛症の西洋医学による治療法　　76
7. 東洋医学における円形脱毛症の考え方　　78
8. 症例報告　　86

第6章　経絡トリートメント

1. 経絡トリートメントの目的と効果　　89
2. 経絡ヘッドトリートメントの手順　　90
3. 経絡ハンドトリートメント　　106
4. 首、肩のチェックポイントとその反応点　　106
5. 経絡ハンドトリートメントの手順　　113

第7章　美しい髪のためのアドバイス

1. 中医学的な分類とカウセリング　　121
2. 中医学的カウンセリングシートの紹介　　123
3. 中医学的な5つの体質分類によるアドバイス　　125
4. 頭皮のシャンプーケアの仕方　　136

索引　　140
参考文献　　142
著者あとがき　　145

第1章

新しい美容鍼灸

1. 美容鍼灸の時代

　鍼灸の世界もここ数十年で環境が大きく変わりました。現在の鍼灸業界におけるマーケットは、全国民の10%にも満たないと言われており、この普及率から考えると、世間一般に鍼灸の価値を十分に伝えられる環境は整えられているとは言えません。また法の改正により鍼灸学校は以前の約3倍にも増えました。当然、毎年輩出される鍼灸師の数も増加しています。その一方で鍼灸治療を受診される方の増加はあまり見込めないというのが現状です。このような状況が続けば鍼灸業界もいずれ飽和状態になることは避けられません。この状況を打開するには、鍼灸師が世間に対して鍼灸の価値を更に広める活動や、一般の方に求められる鍼灸のスタイルを提案することも視野にいれるべきだと思います。長い歴史を持つ鍼灸の世界で、伝統を重んじることはとても重要なことですが、過去からの教えや智慧をそのままのスタイルとして用いるのではなく、現代に見合うようにアレンジし、発展させていくこともまた、伝統を守るひとつの形ではないかと考えています。このような取り組みは、様々な業界の中では、すでに行われているものかもしれませんが、鍼灸業界では今までになかった取り組みです。

　今後、鍼灸師が更に活躍していくには、「美容」というジャンルの中に参入し、潜在的な顧客層の開拓や、鍼灸に対する新たな支持層を増やしていくことも一つの道だと考えています。それを証明するかの如く、都内を中心に美容鍼灸を取り入れる鍼灸師の数は急速に増えています。これは、新しい時代に向けた鍼灸の進化だと考えています。美容を目的とした鍼灸を取り入れる鍼灸院が増えていることで、少しずつではありますが、鍼灸の技術が世の中に定着しつつあると感じています。鍼灸業界の長い歴史の中では、美容鍼灸の技術はまだまだ新しい分野のため、一分野としては未成熟な部分も多々ありますが、これから発展していく可能性は十分に期待出来ると言えます。

　また美容鍼灸の技術面においては、多くの鍼灸師が試行錯誤しながら技術を磨き上げてきたため、今では様々なスタイルの美容鍼灸が誕生しています。これらの美容鍼灸のスタイルには、アメリカ、中国、韓国など海外の流れを汲むものや日本独自の技術として確立されたものなど様々です。その中には顔面部の決められたツボに刺鍼を行うものや、シワを伸ばし、たるみを引き上げながら刺鍼を行うもの、また鍼灸の技術に加え、エステティックの分野であるフェイシャルト

リートメントを取り入れた技術、その他の手技療法と組み合わせた技術、そして様々な道具を用いて効能を高めた技術など、その施術スタイルは多岐にわたります。このように美容を目的とした鍼灸の登場は、新しい分野にチャレンジする鍼灸師を増やし、鍼灸業界を活性化するきっかけになっていると感じています。

2. 美容鍼灸と鍼灸治療

　美容鍼灸の施術を受診されるお客様の一番の目的は、疾病や身体の不調を改善することではなく、美容に関するトラブルの改善や今以上の美しさへの追求という点にあります。そのため、美容鍼灸の施術を行う場合には、通常の鍼灸治療で行う疾病や様々な身体の不調に対する施術方法だけでは、お客様の要望に十分にお応えすることが難しいと考えられます。

　美容を目的とした施術をお客様に提供する場合には当然、美容に関する知識や技術の習得の他に美容関連のサロンに劣らない接客マナーを身に付けることも必要になります。何故ならば美容鍼灸を目的に来院されるお客様の多くは、美容を専門とするエステティックサロンやリラクセーション系のサロンにも通われている場合が多く、そこで受けた技術やサービスと鍼灸院で提案する美容鍼灸の施術とを当然比較されるからです。美容の専門家であるエステティシャンなどは、サービス精神をしっかりと身に付け、普段の接客対応の中で当たり前のように丁寧なサービスを実践しています。しかし、鍼灸師の場合は、そのような知識や接客マナーを学ぶ機会は、ほとんどないといっても過言ではありません。ですが、お客様の立場から見れば代金を支払って、施術を受ける以上、このような対応はできていて当たり前のことだと感じています。そしてお客様に提供するサービスというのは鍼の技術だけではなく、治療院の雰囲気や接客態度なども含まれています。そのため鍼灸師が今後、美容の分野に参入していくのであれば、鍼灸院でも接客マナーやサービス面の強化はもちろん、女性のお客様が安心して来院できるような環境作りなどに力を入れていくことも必要不可欠になってくると思います。

　その一方で、美容鍼灸は鍼灸治療を元にした施術方法です。美容を目的とした鍼灸といえども、その技術の根本は鍼灸治療にあるということを忘れずに技術力を高める努力も必要になります。お客様の美容に関する悩みも、その原因の元を辿れば、日常生活における身体の不調や、まだ本人が気付いていない心身の根本的な問題が原因であることも少なくありません。美容鍼灸の施術で健康的な美しさを提供するためには、これらの身体の不調や疾病に対する知識、それらを改善するための技術を身に付けておくことも必要不可欠になります。

　実際に美容鍼灸を受けに来院されるお客様にカウンセリングを行うと、肩が凝っていたり、冷え症があったりと様々な身体のトラブルを抱えている方を目にします。そして詳しく話を聞いてみると鍼灸治療によってこれらの症状の改善が期待できることを知らない方が多いということに気づかされました。美容鍼灸の施術は、身体の不調に対する治療も併せて行うことで、より美容の効果も高まり、更に肩こりや冷え症などの身体の不調も改善することができます。美容鍼灸の

施術は本来の鍼灸の施術効果をお客様に体感して頂く良い機会になるのではないでしょうか？美容鍼灸の施術においては、美容に対しても鍼灸に対しても等しく高い技術力を身に付けることが大切になると考えています。

3. 折橋式美容鍼灸とは

　先ほど美容鍼灸のスタイルは鍼灸師の数だけ存在するとお伝えしました。鍼灸の技術だけにこだわった美容鍼灸の施術であれ、鍼灸の技術と他の分野の要素を組み合わせた美容鍼灸の施術であれ、お客様に喜んで頂ける技術であれば、どのようなスタイルでも構わないと考えています。また美容鍼灸のスタイルが多ければ多いほど、お客様の美容鍼灸に対する興味や選択肢も増えると思います。大切なことは、初めて来院したお客様に、また鍼灸院で施術を受けたいと感じて頂ける施術をご提案出来ることだと考えています。ここで一つ考えて頂きたいことは、一般的に鍼灸師は技術の向上に力を注ぎすぎる傾向があるということです。鍼の技術を高めることはとても素晴らしいことなのですが、偏りすぎるとかえってお客様の視点を無視してしまうことにつながりかねません。お客様は一般的に気持ち良さやリラックスできる環境を求めています。巷にリラクセーションやエステティックが多く普及していることがそれを証明していると思われます。いくら鍼灸に効果があったとしても痛みを感じたり、リラックスが出来なければリピーターにつながることは難しいと思います。

　これから美容鍼灸を学びたいと考えている鍼灸師や鍼灸学校の学生たちには、幅広い視野と柔軟な考え方を身に付け、鍼灸の技術の追及と同様に様々な分野にも目を向け、お客様に喜んで頂ける美容鍼灸の技術を身に付けて頂きたいと思います。

　ここで少し折橋式美容鍼灸について紹介していきたいと思います。折橋式美容鍼灸とは、私が考案した美容鍼灸の技術の総称を指しています。折橋式美容鍼灸の中で、現在一般的に美容鍼灸と呼ばれている技術に相当するのが「美身鍼」です。この「美身鍼」とは、主に中国医学の理論に基づいた鍼灸治療の技術と美容を専門とするエステティックの技術の双方を取り入れた新しい技法です。さらにアロマテラピー効果の高いエッセンシャルオイルを使用したフェイシャルトリートメントを加えることにより、心地良さとお客様の満足度を高め、更に栄養学に基づいた食事のアドバイスや指導を行うことでアフタフォローにも力を入れています。つまり美身鍼とは、「鍼灸」「エステティック」「アロマテラピー」「栄養学」の4つの要素を基本として構成され、更に様々な分野の素晴らしい要素を取り入れて一つの技術体系に仕上げた複合的な施術方法と言えます。

　この4つの要素のうち、鍼灸の治療技術については、中医師の徐学忠氏に、エステティックの技術についてはイルミアアカデミービューティースクールの藤井峯子氏に、アロマテラピーの知識についてはハーブミラクルの辻美知子氏に、栄養学と美容鍼灸についてはセラ治療院の町田久氏について学びました。このように多くの師から、それぞれの専門知識や技術をご指導頂き、数

千人のお客様への美容鍼灸の施術を行ってきた中で、試行錯誤しながら、オリジナルの美容鍼灸として体系化されたものが折橋式美容鍼灸の技術と言えます。

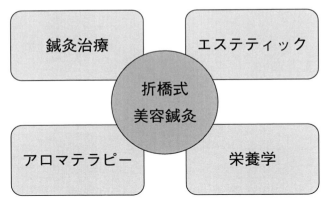

折橋式美容鍼灸を構成する4つの要素

　折橋式美容鍼灸の施術は、丁寧な刺鍼技術に加え、疾病に対する鍼灸治療の知識と技術、更に様々な美容の悩みに対応できる知識を身に付けることで治療と美容の双方に対応できる技術を目指しています。また折橋式美容鍼灸は美容鍼灸の技術の総称であり、今ご紹介した「美身鍼」の他にも、髪に対してアプローチを行う「美髪鍼」、肌に対してアプローチを行う「美肌鍼」、体型に対してアプローチを行う「美痩鍼」などがあります。この書籍では、その中でも美容師とのコラボレーションから誕生した折橋式美容鍼灸「美髪鍼」についてご紹介をしていきたいと思います。

4. 鍼灸師と美容師のコラボレーション

　世間一般に頭皮や髪に対する施術法としては、ヘッドトリートメントやヘッドスパなどの施術方法があります。それでは鍼灸師に出来る頭皮や髪に対する施術法とはどのようなものがあるのでしょうか？私がこの書籍でお伝えする「美髪鍼」という技術は、美容室とのコラボレーションがひとつのきっかけになっています。もともと鍼灸の世界では、頭皮や髪に対する治療として円形脱毛症の患者に対する鍼灸治療が行われてきました。これらに関するものは古典の中には既に記載があり、古来から行われてきた治療法の一つであることがうかがい知れます。

　しかし現在、これらの悩みを第一に訴えて鍼灸院に来院される患者は、それほど多くはないと思います。なぜならば、頭皮や髪に関する悩みに対し、鍼灸治療によって改善されるという認識を一般の方がほとんど持っていないからです。これではいくら技術を磨いてもお客様が鍼灸院に来院することはほぼないに等しいと思われます。

　今から6年程前、あるご縁をきっかけに知り合った美容室で鍼灸治療を行う機会を頂きました。女性にとって薄毛や白髪など髪に対する悩みは、シワやシミ、たるみなどの悩みと同様に本人にとっては重要なトラブルと言えます。美容室のお客様の多くは、「年齢とともに髪が薄くなった」、

「髪にハリやコシがなくなり、ボリュームがなくなった」、「白髪が多くなった」などの悩みをもって来店されます。そしてこれらの悩みに対してこの美容室では、育毛剤やウイッグの販売、または白髪染めなどで対応をされていました。これは現在行われている最もポピュラーなヘアケアの方法だと言われています。

　しかし、この美容師はこれらの方法がどれも対処法に過ぎず、根本的な原因解決には至っていないと感じ、健康に基づく髪の美しさを実現できる技術がないか模索されていました。そして、私との出会いが新しい取り組みへのきっかけとなり、頭皮や髪のトラブルに悩まされる女性たちのために鍼灸師と美容師が一緒になって考え出したのがこの美髪鍼という技術になります。そして鍼灸師と美容師とが互いに協力し合い、お客様に喜んで頂ける美しい髪を提案する企画の中で美髪鍼の施術は現在にまで至っています。

5. 折橋式美容鍼灸「美髪鍼」とは

　折橋式美容鍼灸「美髪鍼」を考案するまでにはいくつかの過程がありました。まず、最初は美容室のお客様に鍼灸について知って頂くことから始めました。そのため月に2度、美容室に出張して鍼の施術を行いました。当然、施術できるスペースを確保し、衛生面でも配慮を行った上での施術になります。元々美容室には美意識の高いお客様が多かったため美容鍼灸の施術を受け入れて頂くまでに時間はかかりませんでした。このような環境の中、鍼灸治療も併せて行うことで、髪や頭皮に対する鍼灸の可能性はお客様の中に自然と認識されるようになりました。また私自身、鍼灸の技術が実際に髪や頭皮の改善に対しても大きな成果を与え、お客様の需要が十分にあるという確かな手応えを感じることにつながりました。更に活動を続けていった結果、嬉しいことに美容室のお客様の鍼灸に対するマイナス的なイメージを変えることになりました。それから5年の月日がたちますが、当初から施術を受けて下さった方々は、今でも鍼灸の施術に通って下さる大切なお客様です。

　「美髪鍼」の技術を構築するために、まず髪に対する鍼灸の文献を色々と探し、白髪、フケ症、脱毛症などの治療法を調べました。しかし、それらの書物には理論しか書かれておらず、なぜそのような考え方のもと治療方針を導き出すのかなどには触れているものは一切見つかりませんでした。そこで私なりに理論を解釈し、仮説を立てながら実際の施術の中で検証し、少しずつまとめていきました。また髪や頭皮の知識に加え、美容室での経験や東洋医学的な体質の分類と当てはめ、さらに検証を重ねていったことで全身調整による根本的な体質改善から頭皮ケアを含めた一つの技術として確立することができました。このような経緯があったため、美髪鍼は美容室で行う企画として、他のスタッフと一緒に施術が行えるよう経絡や経穴を用いた経絡ヘッドトリートメントや経絡ハンドトリートメントも合わせて考案しました。現在は月に1～2度、美容室に出張して、折橋式美容鍼灸「美身鍼」と「美髪鍼」または鍼灸治療の施術を行っています。もちろん「美髪鍼」は鍼灸師が行う施術であるため当然鍼灸院でもお客様に提案出来る技術となって

います。

6. 折橋式美容鍼灸「美髪鍼」の役割

　この章では、美容鍼灸の現状と折橋式美容鍼灸についてご紹介させて頂きました。この書籍は鍼灸の技術を用いて髪に対するアプローチの方法を伝える技術書には変わりはありません。しかし、今回は「技術」の追求を求めるのではなく、新しい時代に向かう鍼灸の可能性についてもお伝えしたいと考えました。日本の鍼灸には古い歴史の中で培ってきた先人たちの智慧が集結しています。それはとても価値のある素晴らしい英知です。しかし時代の流れと共にそのままの形で使用できるものと、そのままの形では現代の流れにそぐわないものが存在しています。知識とは各々がどのように受け止め、どのように使いこなすかによって、発揮できる力は無限に存在しています。鍼灸師が技術に対して今後どのように発展させていくかが、これからの時代を担う鍼灸師たちの課題になると感じています。そして、そのことに真剣に取り組んだ時こそ、その技術は昇華され、新たな時代に必要とされる技術として次の世代に継承されていくのではないかと考えています。

　残念なことに、私たちはまだまだその域には達しているとは言えませんが、いくつかの可能性をお伝えすることはできるのではないかと考え、今回はここにご紹介させて頂きました。ただ時代に流されるのではなく、真のプライドを持ち、お客様に鍼灸の価値を感じて頂けるような技術の研鑽にともに取組み、鍼灸業界を盛り上げていける鍼灸師の方々にこの書籍を手に取って頂けたら嬉しく思います。

　それでは次章からは、髪の美しさを求めるお客様を対象とした鍼灸の技術、新しい美容鍼灸「美髪鍼」についてご紹介していきたいと思います。美髪鍼を行うためには様々な知識や技術を身に付けなければなりません。そのためお客様の身体のバランスを整えるための鍼灸治療や髪や頭皮に対する解剖学の知識、症状に対する中医学的な捉え方、トリートメント、アフターケアなどの幅広い知識をご紹介していきたいと思います。

第**2**章

髪と頭皮の解剖学

1. 解剖学の必要性

　鍼灸師として美容の施術を行う場合には、身体の構造に関する知識と美容の知識の双方が必要です。折橋式美容鍼灸は、お客様のお身体の状態に合わせて全体的な施術を行いますが、「美髪鍼」では主に頭皮に対する施術が中心となります。そのため解剖学の知識として、髪や頭皮の構造について知っておくことが大切になります。特に鍼灸師は、髪や頭皮について詳しく学ぶ機会があまりないため最低限の知識を身に付ける必要があります。このような知識をしっかりと身に付けておくことは、施術を行う上での一つの指針となり、またお客様に対して正しいアドバイスを行う上でも役立ちます。そして、なによりも豊かな知識を身に付けることは、自信を持った施術につながり、お客様にも安心感を与えます。それは施術者とお客様との信頼関係を築くことにもつながります。ここでは、頭皮や毛髪の構造、発毛のメカニズムなどについてご紹介したいと思います。

2. 頭皮の構造

　頭皮は、皮膚と同様に表皮、真皮、皮下組織の3層構造となっており、基本的な構造や生理機能は同じです。表皮は、皮膚の表面から、角質層、顆粒層、有棘層、基底層の4層構造となっています。表皮の最深部にある基底層では、基底細胞が分裂を繰り返し、上に向かって押し上げられて有棘層⇒顆粒層⇒角質層に至り剥がれ落ちます。この剥がれ落ちる細胞を、皮膚の場合はアカ、頭皮の場合はフケと呼び、これらの一連の過程を角化と呼びます。この皮膚細胞が入れ替わる細胞周期には個人差がありますが、通常、基底層から角質層に達するまでの期間は14日間、角質層となってから剥がれ落ちるまでは14日間かかり、合計で28日間が一定の周期だと言われています。この一定の周期のことをターンオーバーと呼び、細胞周期が乱れると、角化異常が起こりフケが多くなることがあります。

3. 毛髪とは

　毛髪とは、頭部にある頭髪に加え、眉毛やまつ毛、腋毛、陰毛などの体毛も含めた総称で、ほぼ全身に分布しています。しかし、口唇や手掌、足底、指趾、陰部の一部などには、存在していません。

　毛髪の数は、平均で、全身に500万本、そのうち頭髪の数は10～12万本といわれています。頭髪は、1日に平均0.4mm伸びるといわれ、頭皮全体に生えている頭髪（10万本）が1日に伸びる長さ（0.4mm）を頭髪1本分に換算してみると、10万本×0.4mm＝40mという長さになります。これは、頭皮全体において1日で1本の頭髪を40mも成長させているということを意味しています。このように頭髪も1本分での成長に置き換えてみると髪の成長がいかに活発であるかということがわかります。

　また頭髪の寿命は、男性で約3～5年、女性で約4～6年と言われています。生理的に起こる抜け毛は、1日あたり約50本～100本程度と考えられ、100本以上の抜け毛がなければ、正常の範囲と考えてよいようです。この抜け毛は主に洗髪の際に起こると言えます。

4. 毛髪の発生

　ヒトが、母親の体内から誕生する際には、「軟毛」という毛髪、俗にいう「うぶ毛」に覆われた状態で生まれてきます。軟毛は、メラニン色素の量も少ないため茶色い色をしており、また毛髄質もないため、柔らかな毛髪です。

　そしてこの軟毛も生後5～6ヵ月経つと毛髄質が現れ、メラニン色素の量が増えるため硬く、黒い毛髪、つまり「硬毛」に生え変わります。頭髪は、この「硬毛」と呼ばれる毛髪に分類されます。また一般的には、子供より大人の方が、毛髪の量は多く見えます。これは、決して毛髪が生えている毛包の数が大人になるにつれて増えてくる訳ではありません。毛包の数自体は、生まれた時に既に決まっており、一本一本の髪の太さや、毛包から生えている髪の量によって違いがでてくると考えられます（これは、幼少期には、全ての毛包からまだ生えていない毛もあるためだと考えられます）。

5. 頭皮と毛穴の構造

ここで頭皮と毛穴の構造について詳しくみていきたいと思います。

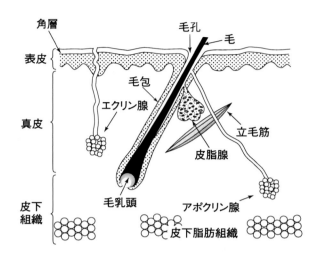

【主な器官】
毛幹部：毛孔から皮膚表面の外界に出ている部分
毛根部：毛球から毛孔に出る手前までの部分
毛球：毛根の下端にある球状の膨らみ部分
毛包：皮膚表面に対し、斜めに毛を取り囲む組織層
毛乳頭：毛の成長を調節する重要な部分
皮脂腺：毛包の上部に接続し、皮脂を分泌する部分

　毛髪は毛根部と毛幹部に分けられます。毛根部は下端の方が球根状の膨らみをもっており、この部分を毛球といいます。毛球には、真皮が伸びた毛乳頭が入り込み、毛細血管が豊富に存在し、ここから毛に栄養を供給します。この毛乳頭は、毛の成長を調節する重要な部分です。また毛包とは、皮膚表面に対し斜めに走行し、毛を取り囲むように管状の形を呈する組織層のことをいいます。何層もの細胞が層になり、この鞘が毛になるまでサポートしています。

　毛根部の表皮から約２／３くらいの部分にくっ付いているのが立毛筋です。これは、平滑筋の一種で、自分の意志によって動かすことはできません。精神的な緊張や恐怖、急激な寒さなどを感じた場合に交感神経の作用で収縮し、毛を立たせることによって「鳥肌」の状態を作ります。通常、毛髪は皮膚表面に対し、斜めに生えているのですが、この鳥肌の状態になると毛孔は盛り上がり、毛髪は垂直に立ち上がります。

　次に皮膚表面から外に出ている部分を毛幹といいます。普段皆さんが目にしている毛髪はこの部分のことを言います。毛乳頭から毛母細胞が栄養をもらい、分裂を繰り返すことで上に押し上げられていき、毛髪となります。この毛幹については次の項でその構造と働きについてもう少し

詳しくみていきたいと思います。

6. 毛髪の構造と役割

　ここからは、さらに毛髪を細かくみていきたいと思います。1本の毛髪の断面を模式的に図で示してみました。

　毛髪は、中心部から外側に向かい順に毛髄質（メデュラ）、毛皮質、（コルテックス）、毛表皮（キューティクル）の3つの層から構成されています。これらの3つの層について詳しくみていきます。

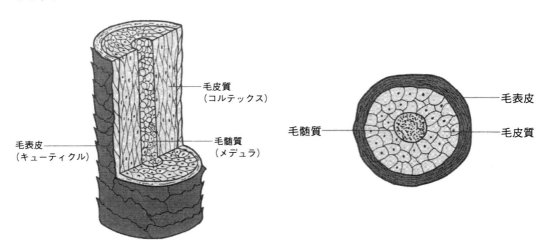

【毛髄質】
　毛髪の中心部分に該当します。多角形の細胞が縦の方向に並び、細かい空洞が豊富に存在しています。しかし、この毛髄質は、全ての毛髪に存在するわけではなく、部分的に切れていたり、全くない毛髪もあります。太い毛髪ほど毛髄質の量は多く、細く軟らかい髪ほど少なくなっています。

【毛皮質】
　毛髄質と毛表皮の間の部分で、皮質細胞が縦の方向にほぼ規則正しく並んで存在しています。毛皮質は、毛髪の8割から9割の部分を占めており、毛髪の強さ、柔らかさなど髪の性質を左右する重要な部分といえます。またこの部分に毛髪の色を決めるメラニン色素も含んでいるのです。

【毛表皮】
　毛髪の表面の部分で、角化した硬い細胞が根元から毛先の方向に向かって魚のウロコのように重なり合い毛皮質を保護しています。つまり、毛表皮が損傷すると、内部にある毛皮質までダメ

ージが及び、髪の状態を悪くしてしまうのです。毛表皮は、水や薬剤の浸透に対しては抵抗力を示しますが、油に対しては、馴染みやすいという特徴を持っています。この毛表皮が多ければ多いほど、髪質は硬くなると言われています。

【毛髪の成分】

　毛髪は、発生学的には、皮膚から発達した器官と言われています。毛髪の主成分であるタンパク質は、ケラチンという物質で全体の80％近くを占めています。ここで作られるケラチンは他の上皮細胞でのケラチンとは成分がやや異なっており、シスチンの含有量が多いという特徴があります。またこのように特殊なケラチンは毛髪の他には、爪などにもみられ、硬ケラチンと呼ばれています。毛髪の強靭性や弾力性は、このシスチンの含有量に影響を受けています。一般的にこの毛髪や爪のケラチンを硬ケラチンと呼ぶのに対し、皮膚角質層のケラチンを軟ケラチンと呼んでいます。その他の毛髪の成分としては、脂質、メラニン色素、水分、微量元素があります。毛髪の脂質には、毛皮質自体が持っている脂質と皮脂腺から分泌される皮脂とがあります。皮脂腺は、特に頭部に多く存在しており、分泌量は、男女差、年齢差、食事などによっても異なってきます。

【毛髪の水分量】

　水分量については、正常な髪の場合は12％くらいで、10％以下に低下すると毛髪は乾燥した状態といえます。乾燥した毛髪は、質感にパサつきが強くなります。また毛髪は湿度の影響を受けやすく、湿気が多い環境では水分を吸収し、髪はベタベタした感じになります。毛髪の水分量は、皮膚の場合と同様に重要な働きを担っており、髪のツヤやコシ、しなやかさ、触り心地、弾力性、強度など美容面においても大きく影響してきます。また毛髪の水分量は、髪の損傷度とも関係し、損傷度が高ければ高いほど、水分の保持力が低下するため、毛髪の水分量も少なくなると言えます。

【微量元素】

　微量元素についてですが、この微量元素の種類によっても毛髪の色が異なってくるといわれています。例えば、黒髪には銅・鉄・コバルト、白髪にはニッケル、赤色には鉄・モリブデンなどが多く含まれているといわれています。このように毛髪は、人体における他のどの器官よりも特定元素の残留蓄積量が多いことが知られています。また毛髪中の微量金属を測定することで、体内の物質代謝異常の予測ができ、病気の有無の判断にも役立つと考えられています。

【毛髪の役割】

　最後に毛髪の役割について見ていきたいと思います。毛髪もただ単に生えているわけではなく、生えている部位や毛髪の種類によっても各々役割は異なります。主な毛髪の役割については、以

18

下の４つが挙げられます。

① 保護の機能　外部から何らかの衝撃を受けた時のクッション的役割を果たす。
② 保温の機能　直射日光による刺激や、暑さ、寒さから守る。
③ 排泄の機能　身体に不要な重金属を毛髪から体外へ排出する。
④ 美容的要素　髪の長さや色、ヘアスタイルによる装飾的な要素を持つ。

7. 毛髪の形状

　毛髪の形状には、まっすぐに生えているものから、クリクリに縮れたもの、軽く波打つようなものなど色々あります。一般的には、直毛、縮毛、波状毛の３つに大きく分けることができます。これらの違いには、個人差もありますが、主に人種的な相違が関与しているといえます。

　直毛の毛髪は、主に黄色人種に多く、表面は滑らかな曲面で、断面が円形を呈しているのに対し、縮毛の毛髪は、黒人に多く、髪は全体に縮れており、断面は扁平で楕円に近いソラマメ型を呈しています。また波状毛は、白人に多く、波状にカールしており、断面は卵型を呈しているといえます。このように細い毛髪一本一本にも各々形状が異なり、様々な特徴を持っています。

　またこれらの形状は、人種の違いだけではなく、部位によっても異なるものがあります。例えば、頭髪は、直毛なのに対し、腋毛や陰毛などは、縮毛や波状毛の形状を呈していることが挙げられます。

　一般的にくせ毛は、遺伝的なものだといわれています。しばしば、幼少期は、直毛だったのに大人になってから、くせ毛になったという話を耳にします。これは、決しても髪質が変わったということではなく、幼少期の毛髪は、細く、柔らかいため髪のくせ毛の状態がまだ現れてきていなかったと考えられます。大人になるにつれ、髪は太く硬くなり、本来の髪の状態が現れてきたと言えます。

　毛髪の形状は、特に女性にとっては、その人のイメージを大きく変えてしまうほど重要な要素だといえます。例えば、縮毛矯正をかけて真っ直ぐなストレートヘアーのイメージとフワフワとしたパーマをかけているイメージとでは、周囲に与える印象は大きく異なってきます。髪の形状を変えることによってオシャレももちろん楽しめますし、美しさを決める大きな要素であると言えます。

　つまり、女性にとって頭髪とは、美しさを求める上でもとても重要な要素になると考えられます。

8. 毛髪の色

　毛髪の色には先ほどの微量元素の他に肌の色と同様、メラニン色素が深く関与してきます。毛

髪の場合、毛母の色素細胞で作られるメラニン顆粒の量や大きさ、種類によって色は異なってきます。メラニン顆粒にはメラニン色素が含まれており、その量が多かったり、大きかったりすると黒髪に見えます。これは、メラニン顆粒が光を多く吸収するため黒く見え、メラニン顆粒が少なければ、光を反射してしまうため髪が白く見えると言われています。皮膚の場合と同様にメラニン色素は、髪を黒くすることによって頭皮を紫外線から保護する重要な役割も持っています。また髪は人の印象に大きく関与しています。例えば黒髪と白髪の混じり具合によっても、その人に対する印象は大きく異なります。メラニン色素が頭髪全体に均一に分布している場合は、割と明るい印象を与えますが、不均一に分布している場合には、なんとなく暗い印象になって見えてしまうことがあります。他には、栗毛、赤毛、金髪など、人種によって頭髪の色は様々です。これは、メラニン色素の量によって違いが現れてきます。メラニン色素の量の順にいうと、①黒髪②栗毛　③赤毛　④金髪　⑤白髪という順番になります。つまり、欧米人は、メラニン色素が少ないということになります。また毛髪は太いほど黒色に見えます。欧米人の場合は東洋人の黒髪に比べて髪の太さが細いといわれ、この太さも髪の色に関係していると考えられます。そしてメラニン色素が全くなくなった状態を白髪と呼びます。

9. ヘアサイクル（毛周期）

　毛髪一本一本は、常に伸び続けているわけではなく、個々に寿命があります。毛髪の成長には、毛根部の下部にある毛乳頭の働きが大きく関与してきます。つまり、毛乳頭が衰え、働かなくなれば、毛髪も成長せず、やがて頭皮から脱落してしまうということです。

　この毛乳頭はある一定期間、毛髪を成長させます。この期間を成長期といいます。やがて成長期を過ぎた毛髪は成長を停止し、毛球部が縮小して、退縮していきます。この期間を退行期と呼んでいます。次に毛乳頭が活動を休止し、毛髪が頭皮にとどまり、やがて脱毛していく時期があります。この時期を休止期と呼んでいます。そして再び、毛乳頭が活動を開始し、毛髪が新たに成長してきます。

　このように成長期⇒退行期⇒休止期⇒成長期という毛髪のサイクルをヘアサイクル（毛周期）と呼んでいます。通常のブラッシングやシャンプーの際に抜ける頭髪は、主に休止期の状態の髪といえます。成人で1日約50〜80本程度の髪が抜けると言われていますが、年齢が上がるにつれて、髪の抜ける量は増えていきます。またヘアサイクルは、成長期が平均4年続き、退行期が数週間、休止期は数か月続き、脱毛に至ります。

【ヘアサイクルの流れ】

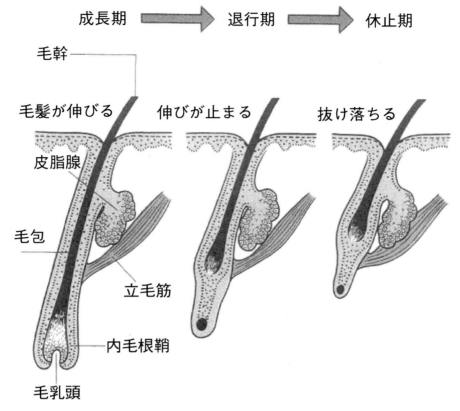

【ヘアサイクル（毛周期の髪の割合）】

毛周期	毛髪全体に対する割合	特徴
成長期	頭髪全体のうち約85%	毛周期の中で最も期間が長く、毛母で活発に細胞が分裂し、毛髪が成長し続ける。
退行期	頭髪全体のうちわずか1%	細胞分裂は停止し、毛球部が収縮して毛髪と毛乳頭が離れ、毛包に包まれ、表皮表面に上がっていく。
休止期	頭髪全体のうち約10～15%	毛球部は、さらに上部に押し上げられ、毛包は短縮する。

　ここまで、頭皮や毛髪の解剖学、毛髪の成長メカニズムなどについてご紹介させて頂きました。頭皮の施術を行うために、最低限必要になる基礎知識です。お客様に頭皮や毛髪について説明できる程度の知識はしっかりと身に付けておきましょう。

第**3**章

折橋式美容鍼灸「美髪鍼」

1. 折橋式美容鍼灸「美髪鍼」

　折橋式美容鍼灸「美髪鍼」は、健康に基づく美しい髪を実現するための全身的な鍼灸治療とリラクセーション的な要素を含むヘッドマッサージ、頭皮や髪の状態を改善するための頭部への刺鍼、施術後のヘアケアアドバイスを併せた新しい技術です。この章では、カウンセリング後の刺鍼とマッサージの施術について説明していきます。

　折橋式美容鍼灸における鍼の施術には、全身調整を行うための基本となる経穴を定めており、美容鍼灸の根本となる治療的要素を含みます。真の美しさとは、健康的な身体に備わるものです。全身調整の目的は、崩れた心身のバランスを整えて、健康的な美しさを引き出すことです。この健康に基づく美しさを実現することこそが、美容の分野において鍼灸師が担う役割だと考えています。全身調整を行う上で大切なことは、お客様の精神的、肉体的状態を全体的に捉え、バランスよく施術を行うことだと考えています。

　ここで紹介する基本穴は、治療の過程において、一人のお客様に全ての経穴を使用するわけではなく、お客様のお身体の状態や全体的な経穴のバランスを考えた上で、各々部位ごとに選穴を行って使用して頂くものです。単にマニュアル通りに刺鍼を行うのではなく、お客様のお身体の状態に合わせて治療方針を決定し、使用する経穴を自分なりに導き出すことも大切です。また頭部への局所的な施術のみを行うより、全身的な施術も併せて行うことで、より高い効果を得ることが期待できます。そのため、お客様の悩みに合わせて中医弁証に基づき、施術を行う場合もあります。すでに十分な臨床経験を積まれている先生方は、美髪鍼の施術を参考に、ご自身の治療方法としてアレンジして頂いても構いません。初学者の方は、経穴の意味や効能をしっかりと把握した上で目的をもって経穴の選択を行って頂けたらと思います。頭部の施術では刺鍼前と刺鍼後の違いを確認することが施術の上でとても大切になります。また髪の状態が目に見えて改善してくるまでには、ある程度の期間が必要です。そのためお客様にはカウンセリングの際に十分な説明を行い、長期的な治療計画を立てることが重要といえます。そしてお客様に継続して美髪鍼の施術を受けて頂けるよう普段からの丁寧な接客を心掛け、信頼を得る努力も必要です。

　それでは折橋式美容鍼灸「美髪鍼」の手順を簡単に説明した後、実際の流れについて詳しく見ていきたいと思います。

2. 折橋式美容鍼灸「美髪鍼」の手順

　折橋式美容鍼灸では、カウンセリング後に全身調整を行います。美髪鍼の場合はこの全身調整の後に、頭部の刺鍼やマッサージを行っています。髪と頭皮のトラブルに対する鍼灸治療の方法はこの後の章でご紹介します。この章では、実際の美髪鍼の流れについて説明し、その後、頭部の刺鍼とヘッドマッサージについて説明をしていきます。

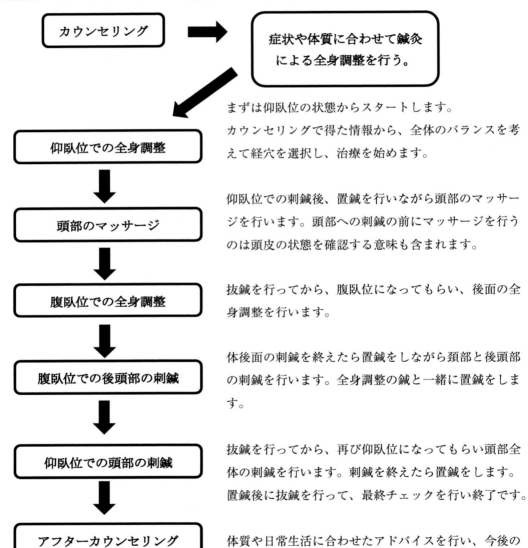

3. 仰臥位での全身調整

まず初めに仰臥位で全身調整のための鍼灸の施術を行います。四肢の経穴では、主に太衝、太谿、三陰交、足三里、血海、合谷を使用します。腹部の経穴では、主に関元、気海、天枢、中脘を使用します。基本は、下の経穴から順に刺鍼を行っていきます。

四肢の経穴

①太衝

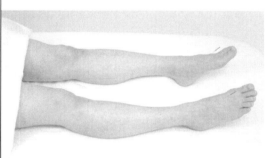

＜経穴の位置＞
第1、第2中足骨間を指頭で撫で上げ、指が止まるところに取る。

＜主な効能＞
気の調整、婦人科系の症状の改善

＜備考＞
直刺もしくは経絡の流れに沿って斜刺

②太谿

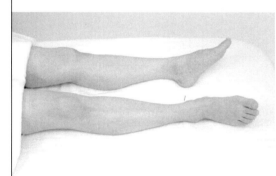

＜経穴の位置＞
内果尖とアキレス腱の間の陥凹部に取る。

＜主な効能＞
生殖器系、泌尿器系の症状の改善

＜備考＞
直刺もしくは経絡の流れに沿って斜刺

③三陰交

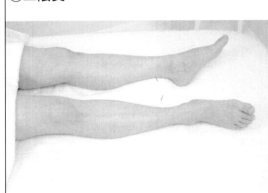

＜経穴の位置＞
脛骨内縁の後際で、内果尖の上方3寸に取る。

＜主な効能＞
婦人科系、消化器系、泌尿器系の症状の改善

＜備考＞
直刺もしくは経絡の流れに沿って斜刺

④足三里

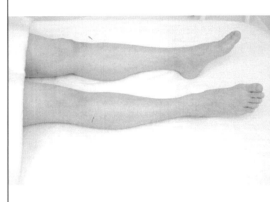

＜経穴の位置＞
膝蓋靭帯外方の陥凹部の下3寸に取る。

＜主な効能＞
気血の調節、消化器系の症状の改善

＜備考＞
直刺もしくは経絡の流れに沿って斜刺

⑤血海

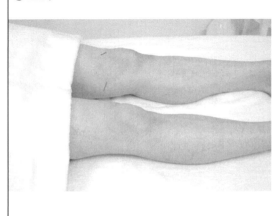

＜経穴の位置＞
膝蓋骨底内端の上方2寸に取る。

＜主な効能＞
婦人科系の症状の改善　蕁麻疹などの皮膚疾患の改善

＜備考＞
直刺もしくは経絡の流れに沿って斜刺

⑥合谷

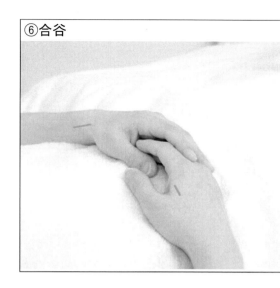

<経穴の位置>
第2中手骨の橈側にあり、三間穴と第2中手骨底との間の反応点に取る。

<主な効能>
頭顔面部のトラブル、消化器系、婦人科系の症状の改善

<備考>
直刺もしくは経絡の流れに沿って斜刺

腹部の経穴

⑦関元

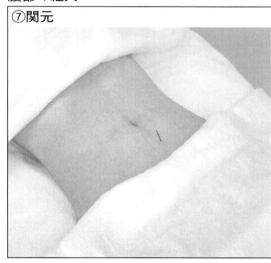

<経穴の位置>
臍中央の下方3寸に取る。

<主な効能>
泌尿器系、生殖器系の症状の改善

<備考>
直刺もしくは上方から下方（恥骨）に向かって斜刺

⑧気海

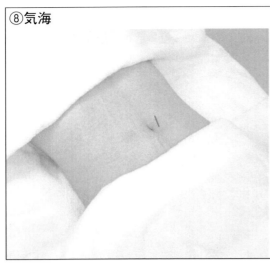

＜経穴の位置＞
臍中央の下方1寸5分に取る。

＜主な効能＞
消化器系、生殖器系の症状の改善

＜備考＞
直刺もしくは上方から下方（恥骨）に向かって斜刺

⑨天枢

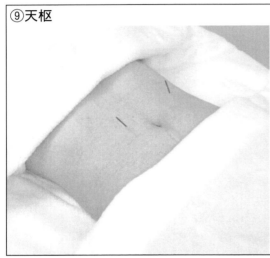

＜経穴の位置＞
臍中央の外方2寸に取る。

＜主な効能＞
消化器系、婦人科系の症状の改善

＜備考＞
直刺もしくは経絡の流れに沿って斜刺

⑩中脘

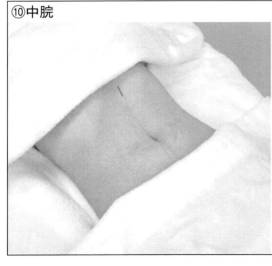

＜経穴の位置＞
臍中央の上方4寸に取る。

＜主な効能＞
消化器系の症状の改善

＜備考＞
直刺もしくは上方から下方（臍）に向かって斜刺

以上が仰臥位での全身調整で使用する経穴になります。

　この仰臥位での鍼灸の施術は、お客様の身体に対して最初に行う刺鍼になるため、特に丁寧な刺鍼技術が必要になります。お客様が鍼灸に対して恐怖心や不安感を持っている場合には心身ともに緊張状態にある可能性があります。そのためここで不快な刺鍼を行ってしまった場合、十分な効果をあげることが難しくなることも考えられます。鍼灸に対するマイナス的なイメージを払拭し、安心して来院して頂くためにも最初の施術は特に注意が必要です。仰臥位での基本穴に刺鍼を行った後、10分ほど置鍼を行いながら頭部のマッサージに入ります。

4. 頭部のマッサージ

　頭部のマッサージを始める前に、まず身体に刺入された鍼に不快感を感じていないか？温度調節は適切か？などチェックを行います。マッサージを行う場合は、タオルや手ぬぐいを頭に当て施術を行いますが、ここでは、手技を行っている位置や部位が見づらくなるため、タオルを使用せずに施術の流れをご紹介していきます。

①前頭部の軽擦

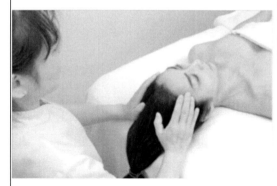

＜施術方法＞
前頭部の中心から外方に向かって手掌軽擦を行います。
3～5回行います。

②頭頂部の軽擦

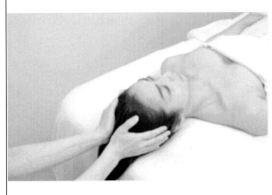

<施術方法>
頭頂部の中心から外方に向かって手掌軽擦を行います。
3～5回行います。

③前額部の指圧

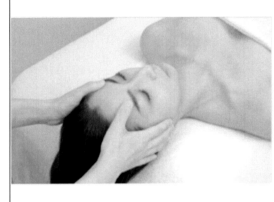

<施術方法>
額の中心から外方に向かって、拇指圧迫を行います。
1) 眉毛の上
2) 額の中心
3) 前髪の生え際手前

3ラインに分けて刺激を行います。

④経穴指圧　太陽穴

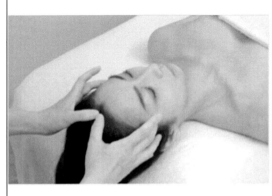

<施術方法>
中指で太陽穴を抑えてゆっくりと指圧を行います。3～5回刺激を行います。

<経穴の位置>
目尻と眉の外端を結んだラインの中点から後方1寸で最も陥凹したところに取る。

⑤前髪際の指圧

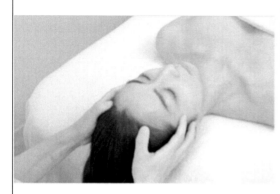

<施術方法>
前髪際の中心から外方に向い、髪の生え際ラインに沿ってゆっくりと拇指圧迫を行います。

⑥経穴指圧　頭維穴

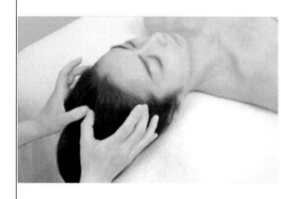

<施術方法>
中指で頭維穴を抑えてゆっくりと指圧を行います。3～5回刺激を行います。

<経穴の位置>
額角髪際の直上5分で、最も陥凹したところに取る。

⑦督脈ラインの指圧

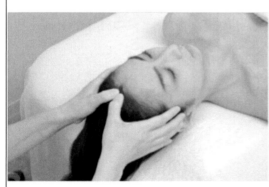

<施術方法>
頭部にある督脈ラインを拇指圧迫していきます。
頭部正中線上を前髪際から後頭部に向けて刺激出来るところまで指圧を行います。

⑧膀胱経ラインの指圧

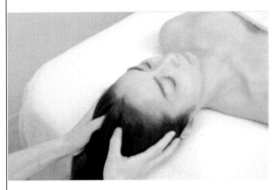

<施術方法>
頭部にある膀胱経ラインを拇指圧迫していきます。
頭部正中線から外方1寸5分のラインを前髪際から後頭部に向けて刺激出来るところまで指圧を行います。

⑨胆経ラインの指圧

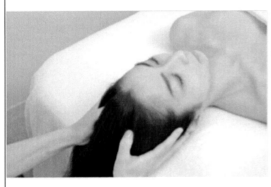

<施術方法>
頭部にある胆経ラインを拇指圧迫していきます。
瞳孔の直上ラインを前髪際から後頭部に向けて刺激出来るところまで指圧を行います。

⑩胆経外側のラインの指圧

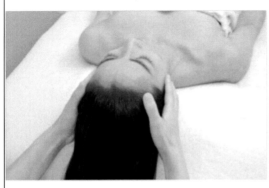

<施術方法>
頭部にある胆経ラインの外側部を拇指圧迫していきます。
眉の外側端のラインを前髪際から後頭部に向けて刺激出来るところまで指圧を行います。

⑪経穴指圧　百会穴

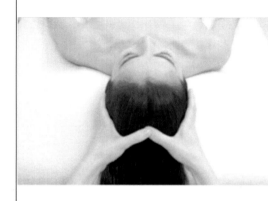

＜施術方法＞
両拇指を重ねて百会穴を抑え、ゆっくりと指圧を行います。3〜5回刺激を行います。

＜経穴の位置＞
左右の耳尖を結んだラインと正中線との交点に取る。

⑫経穴指圧　四神聡穴

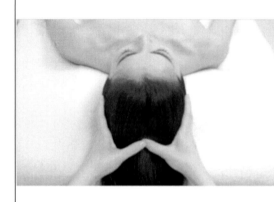

＜施術方法＞
両拇指を重ねて百会の前部にある四神聡穴から時計回りの順に右側、後部、左側の4点を刺激します。

＜経穴の位置＞
百会穴を中心に前後左右それぞれ1寸のところ4穴を取る。
※写真は後部の指圧時。

⑬耳尖を結んだライン

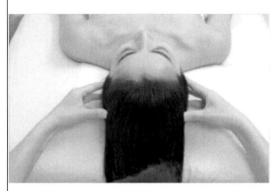

＜施術方法＞
百会穴と耳尖を結んだラインを刺激します。
百会穴から耳尖の方へ向かって、拇指でゆっくりと指圧を行います。

⑭側頭部の揉捏

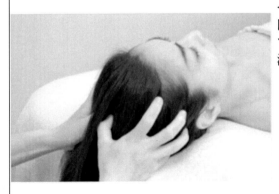

＜施術方法＞
四指で側頭部全体を揉捏しながらほぐしていきます。まんべんなく広い範囲を刺激します。

⑮頭部の向きを変える

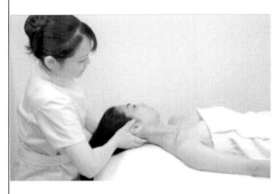

＜施術方法＞
側頭部を刺激するために頭部を横に向けます。
両手で側頭部を包むように手を当て、少し持ち上げながら頭部を横に向けます。

⑯前側頭部の指圧

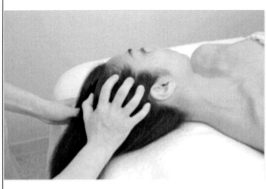

＜施術方法＞
指先を髪の生え際に沿って当て、頭頂部の方へ向けて、頭皮を引き上げるように四指で刺激を行います。

⑰後側頭部の指圧

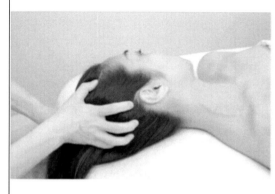

＜施術方法＞
指先を後頭部の生え際に沿って当て、頭頂部の方へ向けて、頭皮を引き上げるように四指で刺激を行います。

⑱胸鎖乳突筋の圧迫

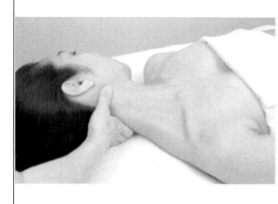

＜施術方法＞
胸鎖乳突筋に対し、鎖骨の方から頭部に向かってゆっくりと刺激をしていきます。拇指全体を当て、筋肉を垂直に圧迫していきます。

※この際、胸鎖乳突筋の前縁部を刺激すると苦しく感じてしまうためラインには十分に気を付けて下さい。

⑲胸鎖乳突筋後縁の圧迫

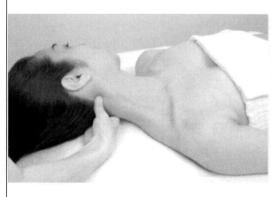

＜施術方法＞
胸鎖乳突筋後縁の深部にある筋肉を刺激します。頚部の下方から頭部に向かってゆっくりと刺激を行います。親指全体を筋肉に垂直に当て圧迫を行います。

※あまり強く押しすぎると痛みが出やすいので注意して下さい。

⑳胸鎖乳突筋後縁の揉捏

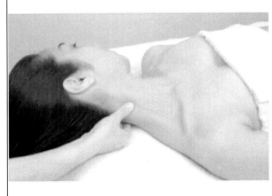

<施術方法>
胸鎖乳突筋後縁の深部にある筋肉を刺激します。頸部の下方から頭部に向かって、今度は軽く揉捏刺激を行います。

※ここまでの流れが終わったら、反対側も同様に⑮〜⑳の施術を行います。

㉑頭部の向きを元に戻す

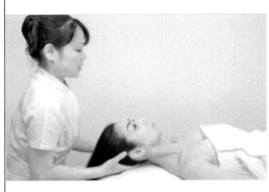

<施術方法>
左右ともに⑳までの工程が終了したら頭部を元に戻します。

㉒経穴指圧　瘂門穴

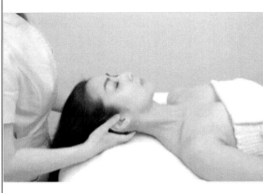

<施術方法>
示指と中指を揃えて瘂門穴を抑え、ゆっくりと引き上げるように指圧を行います。
3〜5回刺激を行います。

<経穴の位置>
後正中線上で、第2頸椎棘突起上方の陥凹部に取る。

㉓経穴指圧　天柱穴

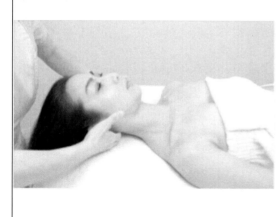

<施術方法>
示指と中指を揃えて天柱穴を抑え、ゆっくりと引き上げるように指圧を行います。
3～5回刺激を行います。

<経穴の位置>
第2頸椎棘突起上縁の高さで、僧帽筋外側の陥凹部に取る。

㉔経穴指圧　風池穴

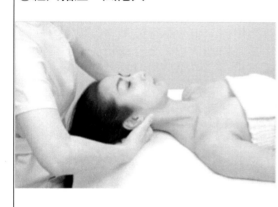

<施術方法>
示指と中指を揃えて風池穴を抑え、ゆっくりと引き上げるように指圧を行います。
3～5回刺激を行います。

<経穴の位置>
胸鎖乳突筋と僧帽筋の起始部の間にある陥凹部に取る。

㉕後髪際の指圧・揉捏

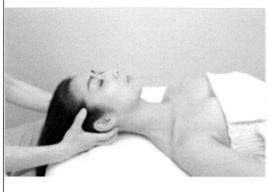

<施術方法>
瘂門穴から外側に向かって、二指または三指で後髪際の付近を刺激していきます。圧迫に揉捏を加えてゆっくりと刺激をしていきます。

㉖頭部の牽引

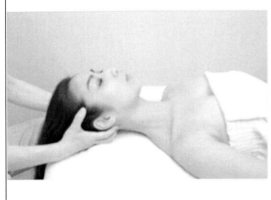

＜施術方法＞
頭部を少し持ち上げて、頚部をやや前屈させます。
手掌全体で後頭部を包むように持ち、後頭骨後端に指をひっかけます。ゆっくりと頭部を手前に引き、背スジが伸びるようなイメージで頭部を牽引します。

㉗耳周囲の揉捏

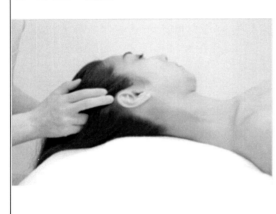

＜施術方法＞
耳の周囲の刺激を行います。耳尖の位置から耳輪のラインを通って耳垂の位置まで二指または拇指で刺激をします。

㉘耳前の経穴指圧

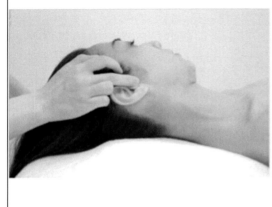

＜施術方法＞
中指を使って耳の前にある経穴3点（耳門穴・聴宮穴・聴会穴）を刺激します。1穴に対して、3～4秒程圧を加え、経穴を刺激します。

＜経穴の位置＞
耳珠の前にある陥凹部に聴宮穴を取る。聴宮穴の上に耳門穴、聴宮穴の下に聴会穴を取る。

㉙督脈ラインの指圧

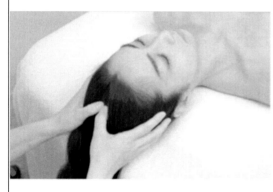

＜施術方法＞
頭部にある督脈ラインを拇指圧迫していきます。
頭部正中線上を前髪際から後頭部に向けて刺激出来るところまで指圧を行います。

㉚膀胱経ラインの指圧

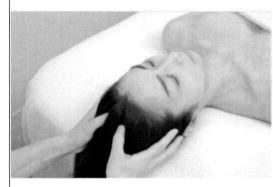

＜施術方法＞
頭部にある膀胱経ラインを拇指圧迫していきます。
頭部正中線から外方1寸5分のラインを前髪際から後頭部に向けて刺激出来るところまで指圧を行います。

㉛胆経ラインの指圧

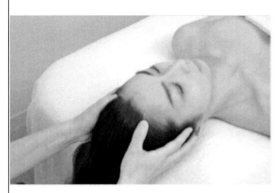

＜施術方法＞
頭部にある胆経ラインを拇指圧迫していきます。
瞳孔の直上ラインを前髪際から後頭部に向けて刺激出来るところまで指圧を行います。

㉜胆経外側のラインの指圧

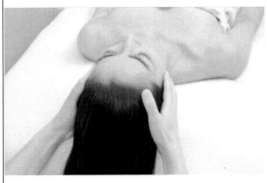

＜施術方法＞
頭部にある胆経ラインの外側部を拇指圧迫していきます。
眉の外側端のラインを前髪際から後頭部に向けて刺激出来るところまで指圧を行います。

㉝耳尖を結んだライン

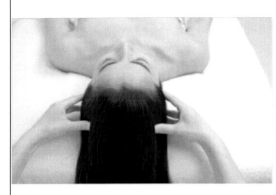

＜施術方法＞
百会穴と耳尖を結んだラインを刺激します。
百会穴から耳尖の方へ向かって、拇指でゆっくりと指圧を行います。

㉞側頭部の揉捏

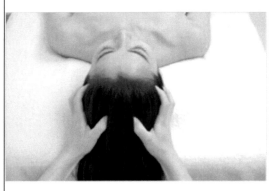

＜施術方法＞
四指で側頭部全体を揉捏しながらほぐしていきます。まんべんなく広い範囲を刺激します。

㉟経穴指圧　百会穴

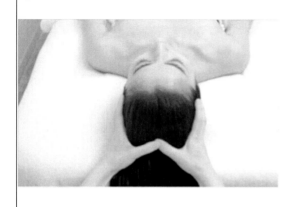

<施術方法>
両拇指を重ねて百会穴を抑え、ゆっくりと指圧を行います。3～5回刺激を行います。

<経穴の位置>
左右の耳尖を結んだラインと正中線との交点に取る。

　頭部のマッサージは以上になります。全身調整のために身体に刺鍼していた鍼を抜鍼します。次に伏臥位になってもらい、身体後面の施術を行います。

5. 腹臥位での全身調整

　腹臥位における施術では、頭部に経絡が流注している膀胱経の経穴を使用します。そのため主に下腿後面では、崑崙、承山、委中などの経穴を使用し、末端部から順に刺鍼を行います。また背部では主に肺兪、心兪、膈兪、肝兪、脾兪、腎兪などの兪穴を使用し、上から順に刺鍼を行います。

下腿後面の経穴

①崑崙

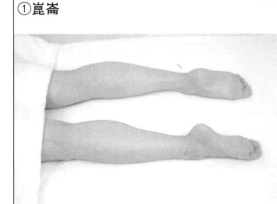

<経穴の位置>
外踝尖とアキレス腱との間の陥凹部に取る。

<主な効能>
頸部、肩背部、腰部の緊張、痛み、消化器系、婦人科系の疾患の改善

<備考>
直刺もしくは経絡の流れに沿って斜刺

②承山

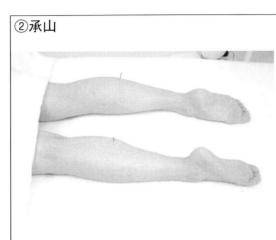

<経穴の位置>
委中の下方8寸に取る。

<主な効能>
腰背部の痛み、消化器系の症状の改善

<備考>
直刺もしくは経絡の流れに沿って斜刺

③委中

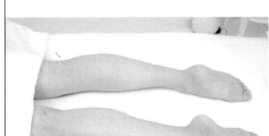

<経穴の位置>
膝後面、膝窩横紋の中央に取る。

<主な効能>
腰背部、膝の痛み、消化器系、皮膚科の症状の改善

<備考>
直刺

背部の経穴

④肺兪

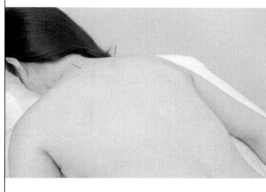

＜経穴の位置＞
第3胸椎棘突起下縁の高さで正中線の外方1寸5分に取る。

＜主な効能＞
呼吸器系の症状、皮膚疾患の改善など

＜備考＞
鍼の角度は内下方

⑤心兪

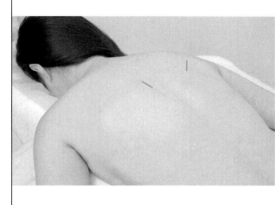

＜経穴の位置＞
第5胸椎棘突起下縁の高さで正中線の外方1寸5分に取る。

＜主な効能＞
循環器系、呼吸器系の症状の改善など

＜備考＞
鍼の角度は内下方

⑥膈兪

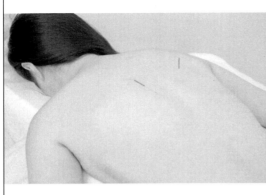

<経穴の位置>
第7胸椎棘突起下縁の高さで正中線の外方1寸5分に取る。

<主な効能>
循環器系、呼吸器系の症状の改善、血に関する病の改善など

<備考>
鍼の角度は内下方

⑦肝兪

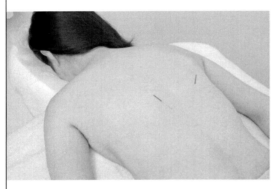

<経穴の位置>
第9胸椎棘突起下縁の高さで正中線の外方1寸5分に取る。

<主な効能>
消化器系の症状の改善、目の症状の改善など

<備考>
鍼の角度は内下方

⑧脾兪

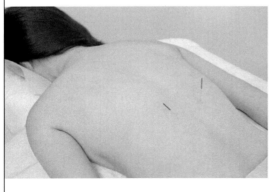

<経穴の位置>
第11胸椎棘突起下縁の高さで正中線の外方1寸5分に取る。

<主な効能>
消化器系の症状の改善、むくみの改善など

<備考>
鍼の角度は内下方

⑨腎兪

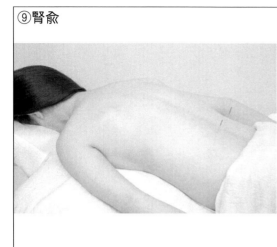

＜経穴の位置＞
第2腰椎棘突起下縁の高さで正中線の外方1寸5分に取る。

＜主な効能＞
生殖器系、泌尿器系の症状の改善、白髪、脱毛の改善など

＜備考＞
鍼の角度は直刺または内下方

　以上が腹臥位での全身調整で使用する経穴になります。続いて後頭部、後頚部の刺鍼を行います。

6. 後頭部、後頚部の刺鍼法

　頭部や後頚部への刺鍼においては、主に風府、風池、生髪、玉枕、浮白などの経穴を使用します。美しい髪を実現するための頭皮ケアとしてとても重要な経穴です。下記にその効果と作用を記しました。頭部への刺鍼は、皮膚と異なり、表面に頭髪があるため経穴を捉えることがとても難しくなります。そのためしっかりと取穴が行えるよう練習を行ってください。

後頭部・後頚部の経穴

経穴名	効果・作用
風府（督）	頭部の血流改善、頭皮・髪に対するトラブルの改善など
風池（胆）	後頭部の血流改善、むくみ、頭皮、髪に対するトラブルの改善など
生髪（奇穴）	後頭部の血流改善、髪に対する育毛効果・増毛効果、薄毛・脱毛症の改善など
玉枕（膀胱）	後頭部の血流改善、後頭部痛、目の症状、めまいの改善など
浮白（胆）	頭頂部、側頭部の血流改善、側頭部のむくみ、白髪、薄毛、目の痛み、耳鳴り、呼吸器系の症状の改善など

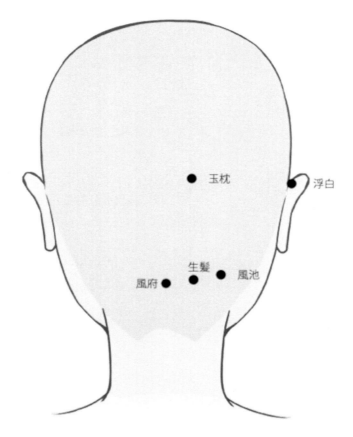

後頭部・後頸部の経穴図

後頭部・後頸部の経穴

①風府

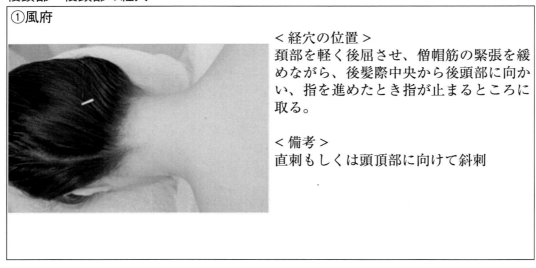

<経穴の位置>
頸部を軽く後屈させ、僧帽筋の緊張を緩めながら、後髪際中央から後頭部に向かい、指を進めたとき指が止まるところに取る。

<備考>
直刺もしくは頭頂部に向けて斜刺

②風池

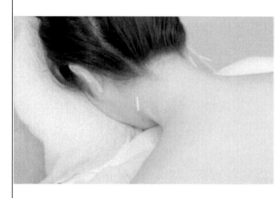

<経穴の位置>
風府穴の外方で、僧帽筋と胸鎖乳突筋の間の窪みに取る。

<備考>
頭頂部に向けて斜刺

③生髪

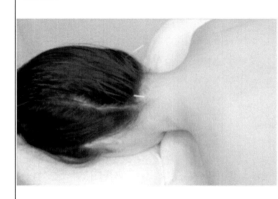

<経穴の位置>
風府穴と風池穴をつなぐ線の中点に取る。

<備考>
頭頂部に向けて斜刺

④玉枕

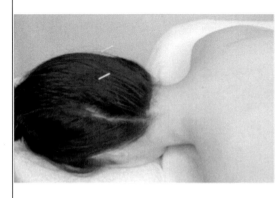

<経穴の位置>
外後頭隆起上縁と同じ高さで、正中線の外方1寸3分に取る。

<備考>
直刺もしくは頭頂部に向けて斜刺

⑤浮白

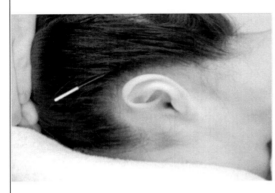

＜経穴の位置＞
耳尖直後の髪際の後方1寸に取る。

＜備考＞
直刺または耳輪の方向から後頭部に向けて横鍼、もしくは斜刺

　以上が腹臥位で使用する後頭部・後頸部の経穴になります。腹臥位では下腿や背部の刺鍼を行ったあと、そのまま後頭部・後頸部の刺鍼も行います。その後、必要に応じて置鍼を行ってから、抜鍼を行います。頭部の刺鍼では、頭皮の状態によって出血することが多く、また頭髪によって出血が発見しにくいため、抜鍼時には確認が特に必要です。抜鍼を行った後、お客様にもう一度仰向けになって頂き、今度は前頭部の刺鍼を行います。

7. 前頭部の刺鍼法

　次に頭部前面の刺鍼を行います。前頭部での刺鍼においては、主に百会、四神聡、神庭、頭維、曲差、頭臨泣、本神、目窓、曲鬢の9穴を使用します。これらの経穴は正中線上にあるため1か所のみの経穴や、左右に2穴ある経穴、四神聡のように4穴ある経穴がありますが、頭部だけで考えると全体的に使用する経穴の数は多くなります。頭皮の刺鍼は顔面部よりも感覚が鈍くなるため切皮痛や不快感は出にくい傾向にありますが、粗雑な刺鍼技術では痛みを伴うこともあります。美容鍼灸では、まずお客様が心地よいと感じる刺鍼技術を身に付けることがとても重要です。そのため経穴の位置や経穴の捉え方をしっかりとマスターして丁寧な刺鍼を行えるよう何度も練習を行ってください。

頭頂部・前頭部の経穴

経穴名	効果・作用
百会（督）	全身の気血の調整、陽気の調整、頭皮・髪に対する症状全般の改善、頭痛、五官の症状全般の改善など
四神聡（奇穴）	頭頂部の血流改善、ストレスによる脱毛症、白髪、頭痛、めまい、不眠の改善、精神安定作用など
神庭（任）	前頭部の血流改善、前頭部の脱毛・薄毛、頭痛、目の疲れ、鼻水、鼻づまりの改善、精神安定作用など
頭維（胃）	前頭部・側頭部の白髪・脱毛・薄毛の改善、側頭部痛、目の痛み、めまいの改善など
曲差（膀胱）	前頭部の血流改善、前頭部の脱毛・薄毛の改善、頭部・顔面部の症状、頭痛、目の痛み、めまい、目の疲れ、鼻づまりの改善など
頭臨泣（胆）	前頭部の血流改善、前頭部の脱毛・薄毛の改善、頭痛、めまい、耳鳴り、鼻づまり、循環器系の症状の改善など
本神（胆）	前頭部の血流改善、前頭部の脱毛・薄毛の改善、頭痛、目の痛み、頚部のこわばりの改善など
目窓（胆）	頭頂部の血流改善、頭皮のむくみ、頭皮のつっぱり、頭痛、目の疲れ・痛み、めまい、鼻づまりの改善など
曲鬢（胆）	側頭部の血流改善、側頭部の白髪・薄毛の改善、側頭部痛、目の疲れ・痛み、頚部の症状の改善など

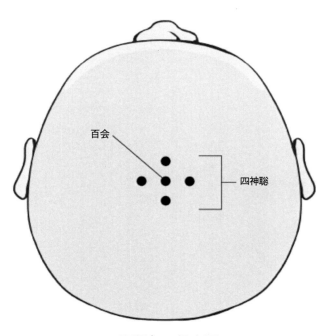

頭頂部の経穴図

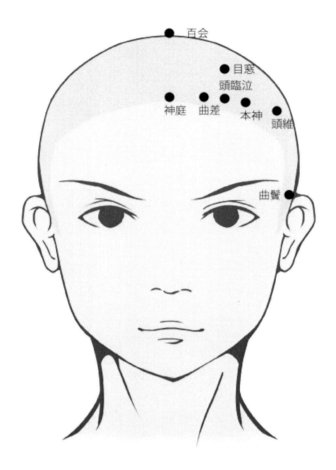

前頭部の経穴図

前頭部の経穴

①百会

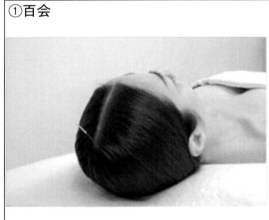

＜経穴の位置＞
左右の耳尖を結んだラインと正中線との交点に取る。

＜備考＞
直刺もしくは、後方に向けて斜刺

②四神聡

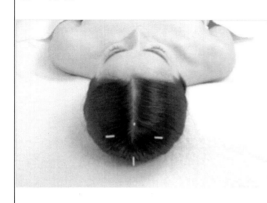

<経穴の位置>
百会の前後左右各々1寸外側に取る。

<備考>
直刺もしくは、百会の方向か後方に向けて斜刺

③神庭

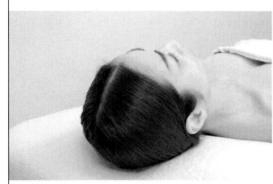

<経穴の位置>
正中線上で、前髪際の後方5分に取る。
※前髪際が不明な場合は、眉間の中央から上方3寸5分に取る。

<備考>
直刺もしくは、後方に向けて斜刺

④頭維

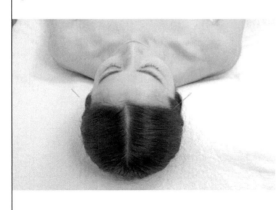

<経穴の位置>
額角髪際の直上5分、前正中線の外4寸5分に取る。

<備考>
直刺もしくは、後方に向けて斜刺

⑤曲差

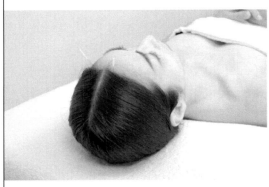

<経穴の位置>
前髪際の後方5分、正中線の外方1寸5分に取る。

<備考>
直刺もしくは、後方に向けて斜刺

⑥頭臨泣

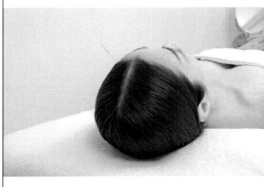

<経穴の位置>
前髪際の後方5分、瞳孔の直上に取る。

<備考>
直刺もしくは、後方に向けて斜刺

⑦本神

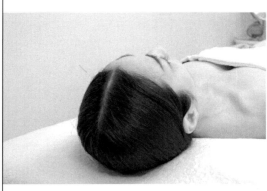

<経穴の位置>
前髪際の後方5分、正中線の外方3寸に取る。

<備考>
直刺もしくは、後方に向けて斜刺

⑧目窓

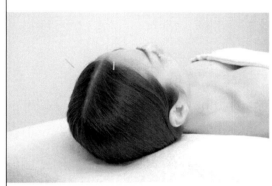

<経穴の位置>
前髪際の後方1寸5分、瞳孔の直上に取る。

<備考>
直刺もしくは、後方に向けて斜刺

⑨曲鬢

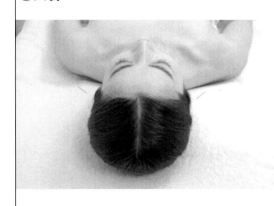

<経穴の位置>
もみ上げ後縁の上方で耳尖の高さに取る。

<備考>
直刺もしくは、頭頂部に向けて斜刺

　以上が、折橋式美容鍼灸「美髪鍼」の手順となります。身体への刺鍼、頭部への刺鍼、頭部へのマッサージなどいくつかの工程がありますが、最も大切なのは、お客様に満足して頂ける施術が行え、かつ効果が現れる技術を身に付けることだと思います。

　特に頭皮の取穴は、頭髪があるため他の部位と比べ少し難しくなります。一つ一つの技術をしっかりと身に付け、お客様に喜んで頂ける技術の提供を目指して下さい。

　ここでご紹介した手順は、通常約1時間を目安としています。お客様のお身体、頭皮の状態によっては、各々の手順で費やす時間が異なってくるため、時と場合によって時間配分を調節し、全体的に約1時間程度の施術時間になるように行ってみてください。

第4章

髪と頭皮のトラブル

　美容鍼灸の施術においては、お客様から美容に関する様々なご相談を受けます。そのため美身鍼では、ニキビ、シミ、シワ、むくみに対するアプローチについてご紹介をさせて頂きました。美髪鍼の施術においては主に髪と頭皮に関する悩みについてご相談を受けます。この章では、お客様の美髪に関する悩みの中でも鍼灸師として対応することができる白髪やフケ症、脱毛症について各々のトラブルが起こっている原因やその特徴、スキンケアの立場からみるセルフケア法について説明をしていきます。さらに中医学の見地からみる髪や頭皮のトラブルについての考え方やこれらに基づく鍼灸治療でのアプローチ法もいくつかご紹介させて頂きたいと思います。

　実際に白髪やフケ症、脱毛症については、鍼灸以外の方法で悩みを改善されることが多く、鍼灸治療に改善を求められる場合は少ないというのが現状です。しかし美容を目的とした施術を行っていると、少なからず髪や頭皮に関する悩みについてご相談を受ける場合もあります。そのときに鍼灸師として、お客様に適切なアドバイスや対応が行えるように髪や頭皮のトラブルに関する必要最低限の知識や中医学の専門家としての治療法などを熟知しておくことは、とても大切だと考えています。それでは髪と頭皮のトラブルとして白髪、フケ症、脱毛症について説明をしていきたいと思います。

1. 髪と頭皮のトラブル　白髪

⑴ 白髪とは？

　白髪とは、その名の通り白い毛髪を意味します。日本人の場合はもともと黒い色味の毛髪を持つため、メラニン顆粒が角化細胞に転送されなくなることで白髪が発生すると考えられています。しかし、このような現象がなぜ起こるのかは、いまだ十分に解明されていないというのが事実のようです。はっきりとしていることは、白髪は老化現象の一つだということです。

　ある程度年齢を重ねていくと自然と髪は白くなっていきます。しかし美容の分野では一般的に白髪は見た目の年齢とも深く関係してくるため特に女性の場合は、白髪染めなどの方法を用いて髪を黒く見せるように努めています。どんなに健康的で肌の色つやが良く元気であっても少し白髪が目立つだけで実年齢より老けた印象を与えてしまいます。つまり、白髪は、女性にとっては、老化をイメージづける要因の一つになる可能性が高いと言えます。

第4章　髪と頭皮のトラブル　53

　白髪には、遺伝的な要因も多く含まれるため、完治に向うのが難しく、ある程度長期的な治療が必要になる場合が多いと考えられます。またここで取り上げる白髪とは、老化現象として起こる白髪ではなく、なんらかの原因によって起こっている白髪が対象となります。

⑵ 白髪が発生する原因

　美髪鍼の施術を受けにいらっしゃるお客様の中で白髪について悩みを持たれる方は、普段の生活環境の乱れやストレスなど様々な要因が複雑に絡み合っている場合が多くあります。それらの原因を知ることは、お客様に対して的確なアドバイスを行う上でとても大切なことだと言えます。ここでは、白髪の原因として考えられるものを以下にご紹介したいと思います。

①喫煙
②精神的なストレス
③ホルモンバランスの乱れ（女性の場合は妊娠、出産、閉経などによるホルモンの状態の乱れ）
④自律神経系の失調
⑤栄養不足（タンパク質、ビタミン、ミネラルなど）
⑥病気（貧血、慢性的な胃腸疾患、甲状腺の疾患、自己免疫疾患など）
⑦薬の副作用
⑧老化
⑨遺伝（まだ解明されてない部分も多い）　など

⑶ 白髪に対する予防法・お手入れ法

　美容に対するケアにおいて私たち鍼灸師が直接行う施術に続き大切になるのが、お客様自身に行って頂く普段のお手入れです。お客様が毎日施術を受けにいらっしゃることはほぼ難しいと考えられます。ですから、普段からの予防法やお手入れ方法をお伝えするための十分な知識も必要になってくるといえます。

①規則正しい生活、バランスの取れた食事を心掛けましょう。

　外食が多かったり、無理なダイエットを行うと栄養バランスが偏ったり、必要な栄養素が不足しがちになります。不規則な生活は、自律神経系やホルモンのバランスを崩すことにもつながります。なるべく、同じ時間に就寝し、起床するように心掛け、食事も1日3食をバランスよく摂るように心掛けましょう。

②タンパク質、ビタミン・ミネラルの摂取を心掛けましょう。

　頭皮の健康を保ち、美しい髪を目指すには、バランスの取れた栄養摂取も大切になります。その中でも特に髪に良い栄養素としては、良質なタンパク質、毛細血管の循環を良くし、老化の原

因となる活性酸素を抑えるビタミンＥやビタミンＣ、マグネシウムや亜鉛、カルシウム、銅などがあります。摂取法としては、食事から摂るのが最も良いと考えられますが、普段の生活の中でこれら全ての栄養素を摂取することが難しい場合には、サプリメントをうまく利用する方法も一つです。

③禁煙を心掛けましょう。

　喫煙は、毛細血管を収縮させるため血液の循環を悪くします。頭皮への血液循環が悪くなることで、髪への栄養が十分に補給されなくなり、白髪や薄毛の原因につながります。

④過度なストレスをためないように気を付けましょう。

　極度のストレスは、人体の様々な機能にトラブルをもたらします。もちろん髪の発育や成長にも影響を与え、白髪や薄毛の原因にもつながります。自分のストレスを上手く解消できる方法を見つけておくことは健康維持はもちろん、頭皮や髪を美しく保つ上で大切なことです。

⑤頭皮の血流を促進させましょう。

　頭皮への血流を促進させることで、酸素や栄養分が髪に補給され、毛根やメラノサイトの働きを活性化し、白髪の予防につながります。頭皮への血流を改善する方法としては、頭皮マッサージやシャンプーの際に頭皮を指の腹を使って軽く刺激し、新陳代謝を高めてあげることなどが挙げられます。

⑥髪に保湿を与えましょう。

　髪が乾燥し、パサパサしてくると白髪が更に目立ちやすくなります。髪に潤いがでることによってツヤが出てくるため黒っぽく見えるようにもなります。保湿効果のあるスタイリング剤などを使用して髪を健康に保ちましょう。

(4) 白髪に対する中医学的捉え方

　中医学では、白髪のことを「白发」といいます。白髪とは、年齢を重ねるとともに髪が徐々に白く変化していくもので、これは正常な生理現象と考えられています。しかし、十代や二十代の若い時期から頭髪の一部もしくは、全体に白く変化した毛髪が現れてきたり、急激に白髪が増えたりする場合は遺伝的な要因や、何らかの問題が身体に潜んでいる可能性があります。中医学では、白髪に加えて他にも症状が伴う場合には、皮膚疾患の一つと捉え、全身的な治療を行っていくのですが、白髪以外に目立った症状がなければ、病的なものとは判断せず、治療の対象となることは少ないといえます。

　中医学では白髪の原因を多くの場合、血と腎に関係があると考えています。

　ここでは、鍼灸師と美容師の経験を合わせて、実際に白髪が現れやすいタイプについて検証し

第4章　髪と頭皮のトラブル　55

た結果、主に考えられる中医学的弁証について一部ご紹介したいと思います。

⑸ 主な白髪の症状による中医学的分類

　主な白髪の症状を中医学で分類すると以下のように、血熱証、腎精不足証、肝気鬱結証の3つに分けることができます。

血熱証：頭皮は乾燥し、痒みが現れたり、赤い湿疹やニキビができたり、フケ（头皮屑）が多く出たりする。また毛髪もカサカサと乾燥しており、ツヤがあまりなく、途中で切れやすい。

腎精不足証：頭皮も十分に栄養されないためハリや力がない。またこのタイプは、中年以降に多く、毛髪は徐々に時間をかけて白く変化する。髪にはコシやハリがなく、細くもろい。髪の伸びも悪く、抜け毛も多い。

肝気鬱結証：ストレスとともに白髪が急激に増え、特に頭頂部の頭皮が突っ張ったように動きがなく、硬い場合が多い。毛髪は、それほど細くなく、むしろ太く髪の量も多い場合が多い。

　それではこの3つの分類について一つずつ詳しくみていきたいと思います。

①血熱証

　血熱証とは、血に熱邪が侵襲し、血に熱がこもっている状態をいいます。原因としては、まず熱の性質を持つ外邪が人体に侵入し、血に作用して血熱となる場合と、塩味の強いものや辛いもの、味の濃いものの過食、過度の飲酒など飲食によって、血に熱がこもり血熱となる場合と、精神的ストレスや急激な情動の変化などによって臓腑（特に肝）を傷つけてしまい、火熱を発生させることで、血熱となる場合があります。この熱性を持った血が頭部に上昇することにより、頭皮を乾燥させ、また毛根から潤いを奪うことで十分に栄養が行きわたらなくなり、白髪を引き起こす原因となります。また熱邪が頭皮に作用することで赤い湿疹やニキビが現れやすくなり、その熱によって頭皮が乾燥することで、痒みやフケが現れやすくなると考えられます。また、頭皮に栄養が送られないと毛髪の潤いがなくなり、乾燥によって色ツヤも悪くなり、切れ毛も多くなっていきます。

　鍼灸治療が適応となる一般的な血熱証の症状としては、口が渇きやすく、便秘ぎみであったり、ニキビや肌荒れを起こしやすかったりします。また出血傾向があり、刺鍼後に出血もしくは内出血を起こすことが多く、熱によって血液の流れが速くなるため脈は強く打つ傾向にあります。女性の場合は、月経周期が早くなったり、経血量が多くなったりします。

　治療法としては、体内に熱があるため基本的には灸治療は用いず、鍼治療にて清熱、血に作用する経穴などを選択して治療を行います。

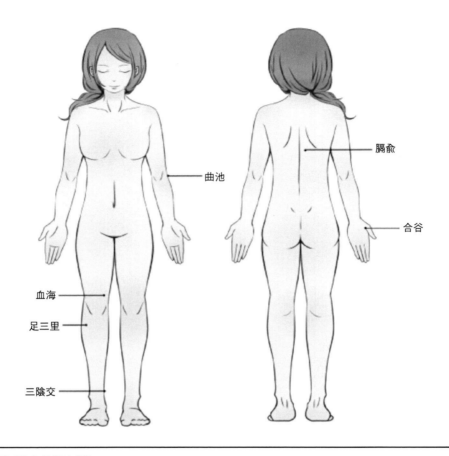

> **治療原則（主な施術方針）**
> 血熱証は熱が血に影響を与えているので、血の熱分を除去する「清熱涼血」という治療原則を用います。血熱証によって起こっている白髪に対し、効果のあるツボとして、曲池、合谷、膈兪、血海、足三里、三陰交などを使用します。

②腎精不足証

　腎精不足証とは、先天的に備わっている腎精の不足の場合や、後天的に飲食物から栄養を充分に摂取（吸収）できず、腎精が不足する場合、また過度な疲労の蓄積や慢性的な病、加齢などによって腎精が消耗し不足する場合などがあります。腎精が不足することにより成長や性機能の障害が現れたり、老化を進行させてしまう病証です。
　「髪は血余」と言われますが、これは毛髪の状態は血の状態を反映していると考えられているからです。また精と血は相互に養いあう関係にあります。そのため腎精が充実していれば、血も充実しているといえます。つまり、血による栄養と腎の働きが、毛髪に反映されると考えます。そのため腎精が不足すれば、毛髪にダメージを与えることにつながるのです。たとえば、腎精が不足すると髪を黒くする働きが低下するため次第に白髪が増え、髪にハリやコシも無くなり、髪は細くてもろくなっていきます。また髪の発育にも影響を与えるため髪が伸びにくくなったり、

抜け毛が増えてきたりします。

　鍼灸治療が適応となる一般的な腎精不足証の症状としては、生殖機能の低下や早期の閉経、または不妊症、骨格がもろくなったり、耳鳴り、難聴、物忘れがひどくなったりなどの老化現象が現れてきます。

　治療法としては、基本的には灸治療は用いず、鍼治療にて主に腎経、任脈の経穴などを選択して治療を行います。

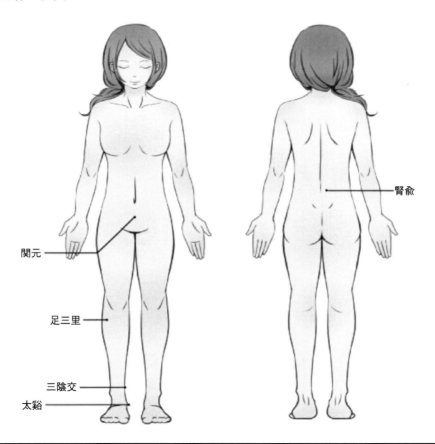

治療原則（主な施術方針）
腎精不足証は、腎精の不足による病証であるため、腎精を補う「補益腎精」という治療原則を用います。腎精不足証によって起こっている白髪に対し、効果のあるツボとして、太谿、腎兪、関元、足三里、三陰交などを使用します。

③肝気鬱結証
　肝気鬱結証とは、主に長期に渡る精神的なストレス、怒りやショックなどが原因で肝の疏泄機能を失調させ、精血や津液の運行などを低下させます。また肝の疏泄作用が失調することによって脾の昇清作用や胃の降濁作用にも影響を及ぼし、消化吸収に支障をきたすと考えられます。このため気や血の循環を低下させたり、気血が十分に生成できなくなることによって全身を滋養す

ることが難しくなります。気血が頭皮や髪にも十分に巡らなくなることで、滋養ができなくなり白髪が起こりやすくなります。また肝経の循行は頭頂部に向かうため、頭頂部の頭皮の緊張が強くなり、頭頂部から白髪が現れやすくなります。このタイプの髪質は、太さもそれほど細くなく、髪の量も少なくないのが特徴的です。その理由としては、急激な精神的ストレスや情志の変化が原因となる場合が多く、髪が作られる過程においては特にトラブルがなかった場合が多いと考えられます。

　鍼灸治療が適応となる一般的な症状としては、ため息を多くつく、怒りっぽい、抑うつ、胸脇部の脹痛、女性の場合は、月経不順、月経痛などを伴います。

　治療法としては、鍼治療、灸治療のどちらを用いても良く、主に肝経、胆経の経穴、肝経の兪募穴などを選択して治療を行います。

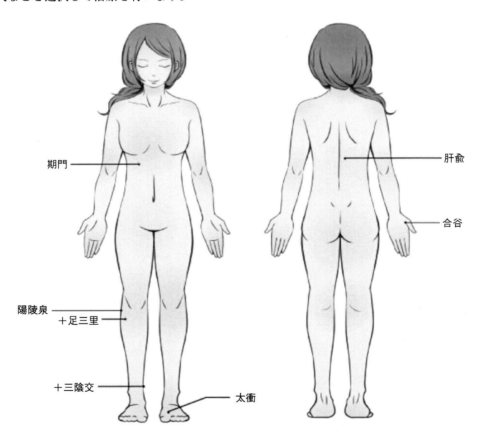

> **治療原則（主な施術方針）**
> 肝気鬱結証はストレスなどにより肝気の流れが悪くなっているため、肝の働きを高めて気の流れをよくする「疏肝理気」という治療原則を用います。肝気鬱結証によって起こっている白髪に対し、効果のあるツボとして、太衝、陽陵泉、合谷、肝兪、期門などを使用します。また必要に応じて、足三里、三陰交などの経穴を加えます。

2. 髪と頭皮のトラブル　フケ症

(1) フケ症とは？

　フケ症とは、頭皮の角質が新陳代謝によって頭皮から剥がれ落ちたものであり、いわば身体の垢と同じものです。そのためフケ自体には特に問題があるわけではありませんが、フケの量が異常に多く、外見的にも目立つようになるものや、フケの発生と同時に頭皮に何らかのトラブルが起こっている場合には治療が必要になります。フケ症は大きく分けると脂性のフケ症と、乾性のフケ症の2種類に分けられます。脂性のフケ症は、様々な原因で皮脂の分泌が多くなり、角質層が剥がれ落ちることによってフケが生じます。乾性のフケ症は皮脂の分泌が少なく肌がダメージを受けやすくなることでフケが生じるといわれています。

(2) フケが発生する原因

　美髪鍼の施術を受けにいらっしゃるお客様の中でフケについて悩みを持たれる方は、普段の生活環境の乱れやストレスなど様々な要因が複雑に絡み合っている場合が多く考えられます。それらの原因を知ることは、お客様に対して的確なアドバイスを行う上でとても大切なことだと言えます。ここでは、フケ症の原因として考えられるものを以下にご紹介したいと思います。

①睡眠不足
②精神的なストレス
③ホルモンバランスの乱れ
④自律神経系の失調
⑤栄養不足
⑥洗髪の不足
⑦アトピーなどによる乾燥肌　など

(3) フケ症に対する予防法・お手入れ法

　美容に対するケアにおいて私たち鍼灸師が直接行う施術に続き大切になるのが、お客様自身が行う頭皮や毛髪に対する普段のお手入れです。お客様が毎日施術を受けにいらっしゃることはほぼ難しいといえます。ですから、普段からの予防法やお手入れ方法をお伝えするための十分な知識も必要になってくるといえます。

①規則正しい生活、バランスの取れた食事を心掛けましょう。
　外食が多かったり、無理なダイエットを行うと栄養が偏ったり不足しがちになります。不規則な生活は、自律神経系やホルモンのバランスを崩すことにもつながります。なるべく、同じ時間に就寝し、起床するように心掛け、食事も1日3食をバランスよく摂るように心掛けましょう。

②正しく髪を洗いましょう。

　脂性のフケ症の場合は、皮脂の分泌が過剰であり、その皮脂を取り除くために洗髪が必要になります。シャンプーは刺激の少ないものを使い、毎日頭皮を洗うようにしましょう。乾性のフケ症の場合は、皮脂の分泌量が少ないため洗髪を控えめにしましょう。また乾性のフケ症の場合は洗髪後に髪を保湿することが大切です。

③過度なストレスをためないように気を付けましょう。

　極度のストレスは、人体の様々な機能にトラブルをもたらします。もちろん髪の発育や成長にも影響を与え、白髪や薄毛の原因にもつながります。自分のストレスを上手く解消できる方法を見つけておくことも健康維持はもちろん、頭皮や髪を美しく保つ上で大切なことです。

④しっかりとした睡眠をとりましょう。

　不規則な睡眠時間や、睡眠不足は症状を悪化させる原因になります。成長ホルモンが分泌され、お肌の新陳代謝を促す時間帯は、午後10時から午前2時の間といわれています。ですから10時とはいいませんが、12時頃には、床に就くように心掛けましょう。また最も長生きするといわれている平均睡眠時間は、7時間半だそうです。しかし、通常の生活をされている方で7時間半の睡眠を取れている方はほとんどいらっしゃいません。ですから、最低でも6時間の睡眠は取るように心掛けましょう。

(4) フケ症に対する中医学的捉え方

　中医学では、フケ症のことを「头皮屑」（toupixie）といいます。中医学でもフケは、乾燥してカサカサしているタイプのものと皮脂によってベタベタしているタイプの2種類に分けることができます。乾燥が原因で起こるフケ症については、頭部に十分な栄養が行きわたらない状態と捉え、主に血虚証が考えられています。また過剰な皮脂が原因で起こっているフケ症については、湿邪と熱邪が頭皮に作用した状態と捉え、主に湿熱証が考えられています。どちらの場合においてもその根本となる身体の治療と併せて頭部の刺鍼を行う必要があるため、ある程度の治療期間が必要になります。その点をお客様にも十分に説明し、納得して頂いた上で、治療を継続して頂けるような環境づくりが必要になります。

　ここでは、鍼灸師と美容師の経験を合わせて、実際にフケ症が現れやすいタイプについて検証した結果、主に考えられる中医学的弁証について一部ご紹介したいと思います。

(5) 主なフケ症の症状による中医学的分類

　主なフケ症の症状から中医学的に分類すると以下のように、血虚証、脾胃湿熱証の2つに分けることができます。

血虚証：頭皮は乾燥しているためカサカサしており、痒みを伴う。白く細かい小さなフケが大量に頭皮や髪に出ている。毛髪は、細く軟らかくて、ハリやツヤもあまりない。日に日に髪はまだらに抜け落ちていく。

脾胃湿熱証：頭皮の皮脂分泌が比較的に多く、いつもベタベタしており、痒みを伴う。また脂っぽい鱗状の黄色いフケが出ていて、毛髪や皮膚も皮脂でべたつき、テカテカした状態になる。

　それではこの２つの分類について一つずつ詳しくみていきたいと思います。

①血虚証
　血虚証とは、血の不足によって全身の組織や器官を充分に栄養できず、身体全体の機能が弱っている状態を指します。原因としては、脾胃の機能低下によって食べた物をしっかりと消化・吸収できないため血を十分に作り出すことができず、不足してしまう場合や過度なストレスや慢性的な疲労、病によって血が消耗され、不足してしまう場合などが考えられます。また重度な病気、出産などによって大量の血が喪失してしまった場合などにも血虚の状態が起こります。
　頭皮が乾燥し、カサカサして、痒みを伴うのは血の不足によって頭皮が十分に栄養されないためと考えられます。また頭皮が乾燥しているため皮膚が剥がれ落ち、フケとなって現れてきます。頭皮が十分に栄養されなければ、そこに生えてくる毛髪にも栄養が行きわたりません。そのため髪も細くて、ハリやツヤがない状態になってしまいます。
　鍼灸治療が適応となる一般的な血虚証の症状としては、めまい、目のかすみ、不眠、動悸、全身の乾燥、顔色が白くツヤがないなどの症状が現れてきます。また女性の場合は、月経周期が遅れたり、経血量が少なくなったり、早期の閉経が起こりやすくなります。
　治療法としては、鍼治療と灸治療を用いて主に脾経や胃経、血と関係する経穴などを選択して治療を行います。

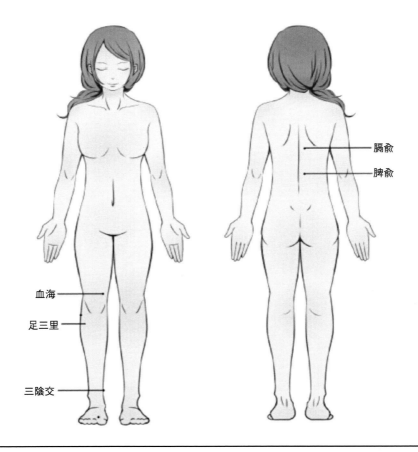

> **治療原則（主な施術方針）**
> 血虚証は、血の不足によって起こる病証のため、血を補い、滋養する「養血補血」という治療原則を用います。血虚証によって起こっているフケ症に対し、効果のあるツボとして、三陰交、足三里、膈兪、脾兪、血海などを使用します。

②脾胃湿熱証

　脾胃湿熱証とは、湿熱の邪が人体に侵襲する場合、もしくは甘いものや辛いもの、味付けの濃いものや脂っこいものなど刺激性の強い食べ物を過食した場合や、過度な飲酒によって湿熱の邪が脾胃にこもることによって起こる病証です。このタイプのフケ症は、中年男性に現れている場合が多いといえます。

　湿邪と熱邪のうち熱邪の性質が強くなると湿熱は、頭部に上昇し、汗や皮脂を熱し、皮脂の分泌を異常に高めます。そのため頭皮はべたつき、脂っぽくなると考えられます。また湿熱の邪によって頭皮の新陳代謝を狂わせ頭皮の角質が異常に溜まり、フケとなって現れてきます。

　更に脾胃に蘊結した湿熱が肝胆に作用すると胆汁が皮膚に漏れ出し、頭皮が黄色く変色し、フケも黄色みを帯びてきます。また胆汁が皮膚を刺激するため痒みが現れたりします。頭皮が皮脂でべたついているため、髪も皮脂で湿ったような状態になっています。

第4章　髪と頭皮のトラブル　63

　鍼灸治療が適応となる一般的な脾胃湿熱証の症状としては、顔色や目、皮膚が黄色く、頭が重い、身体が重だるい、口が苦く、粘る、食欲不振、泥状便、皮膚の痒みなどがあります。

　治療法としては、体内に湿熱を持つため基本的には灸療法は用いず、鍼治療にて主に脾経、胃経、肝経の経穴、各々の兪穴などを選穴し治療を行います。

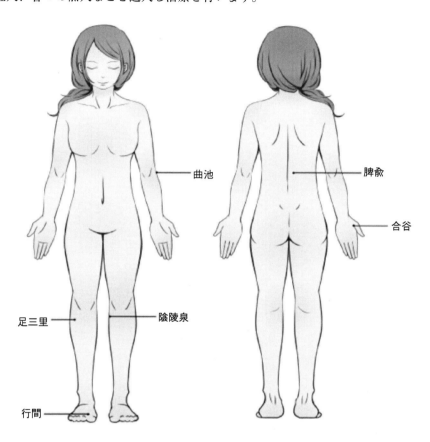

> **治療原則（主な施術方針）**
> 脾胃湿熱証は、脾胃に湿熱がこもり、その湿熱が頭部に上昇することによって頭皮の皮脂分泌や新陳代謝に影響を与え、頭皮のトラブルをもたらす病証です。そのため脾胃にこもっている湿邪と熱邪を排出する「清熱利湿」という治療原則を用います。脾胃湿熱証によって起こっているフケ症に対し、効果のあるツボとして、曲池、合谷、足三里、行間、陰陵泉、脾兪などを使用します。

3. 髪と頭皮のトラブル　脱毛症

(1) 脱毛とは？

　脱毛とは、今まで生えていた毛髪が頭皮から抜け落ち、一時的もしくは、半永久的に生えてこなくなった状態のことを指します。何らかの疾患が原因で起こっているもの以外、脱毛の症状自体が直接生命に関係するものではありません。しかしながら、脱毛の状態は、外見的に与える影

響がとても強く、心理的にストレスを抱えている人は少なくありません。このことから考えても、施術者は、お客様に対し、しっかりとしたインフォームド・コンセントを行った上で、お客様自身に納得をして頂き、明確な施術計画を立てた上で、実際の施術に入る必要があります。また女性においては、更年期を迎えるとともに脱毛の症状が現れ、悩みを訴えられる場合があります。これらの脱毛症の原因には、ホルモンの分泌異常が関与している場合が多く、全身への治療をしっかりと行いながら、経過観察を行うことが大切です。

　また、遺伝的な要因も多く含まれるため、完治に向かうのが難しい場合もあり、ある程度長期的な治療が必要になると考えられます。

(2) 脱毛症が発生する原因

　美髪鍼の施術を受けにいらっしゃるお客様の中には、髪の量が少なくなったなど薄毛や脱毛症の悩みを抱えていらっしゃる方も少なくありません。白髪やフケ症の場合と同様に生活環境の乱れやストレスなど様々な要因が複雑に絡み合って発症している場合が多くあります。これらの原因を知ることは、お客様に対して的確なアドバイスを行う上でとても大切なことだと言えます。ここでは、脱毛症の原因として考えられるものを以下にご紹介したいと思います。

①精神的なストレス

②ホルモンバランスの乱れ（女性の場合は妊娠、出産、閉経などによるホルモン状態の乱れ）

③パーマやヘアダイを使用した施術

④病気（自己免疫疾患、貧血、甲状腺の機能異常、細菌感染）

⑤薬の副作用

⑥栄養不足（タンパク質、ビタミン、ミネラルなど）

⑦老化

⑧遺伝（まだ解明されてない部分も多い）

(3) 脱毛症に対する予防法・お手入れ法

　美容に対するケアにおいて私たち鍼灸師が直接行う施術に続き大切になるのが、お客様自身が行う頭皮や毛髪に対する普段のお手入れです。お客様が毎日施術を受けにいらっしゃることはほぼ難しいといえます。ですから、普段からの予防法やお手入れ方法をお伝えするための十分な知識も必要になってくるといえます。

①適度に正しい洗髪を行うように心掛けましょう。

　洗髪とは、頭皮を清潔な状態に保ち、丈夫な髪を育てるために行います。過剰なシャンプー剤の使用や洗髪のしすぎ、爪を立てて頭皮を洗うなど頭皮への過度な刺激を避けることが大切です。頭皮の状態に合わせて、洗髪方法、洗髪回数を考慮しましょう。

②養毛剤・育毛剤の使用に気を付けましょう。

養毛・育毛剤は医療機関で処方されることはなく、一般的に美容室で美容師が販売している場合や薬局などで薬剤師が販売している場合が主です。状態を説明した上で、相談してみるのも一つの方法です。

③頭皮の血流を促進させましょう。

頭皮への血流を促進させることで、酸素や栄養分が補給され、脱毛症の予防にもつながります。頭皮への血流を改善する方法としては、頭皮マッサージやシャンプーの際に頭皮を指の腹を使って軽く刺激し、新陳代謝を高めてあげることなどが挙げられます。

④規則正しい生活、バランスの取れた食生活を心掛けましょう。

寝不足や不規則な生活は、自律神経系やホルモンのバランスを崩すことにもつながります。なるべく、同じ時間に就寝し、起床するように心掛け、食事も１日３食をバランスよく摂るように心掛けましょう。

⑤ストレス解消法を見つけましょう。

極度のストレスは、人体の様々な機能にトラブルをもたらします。もちろん髪の発育や成長にも影響を与え、脱毛や白髪の原因にもつながります。自分のストレスを上手く解消できる方法を見つけておくことも健康維持はもちろん、頭皮や髪を美しく保つ上で大切なことです。

⑥禁煙を心掛けましょう。

喫煙は、毛細血管を収縮させるため血液の循環を悪くします。頭皮への血液循環も悪くなることで、脱毛や白髪、薄毛の原因につながります。

(4) 脱毛症に対する中医学的捉え方

中国の古い古典『内経』では、脱毛を「髪堕（はつだ）」と記載しており、また中医学では、円形脱毛症を一般的に「油风（youfeng）」、「鬼剃头（guititou）」などといいます。

脱毛は、他の疾患が原因となり起こっている場合や薬の副作用によって起こっている場合などもありますが、ここでは、他の症状はなく、特定される原因も見当たらない主訴が脱毛症のものについてみていきたいと思います。

中医学で、髪は五臓のうち、特に腎と関係が深く、また「髪は血余」といわれるように血との関係も深いと考えられています。

ここでご紹介する脱毛症は、実証と虚証のタイプがあり、それぞれ、血が関与するトラブル、腎や肝が関与するトラブルなどがあります。

原因も様々ですが、主に精神的なストレスが関与している場合も多く、これらの原因解決も併

せて治療を行う必要があると考えられます。脱毛症は、短期間での完治は難しく、ある程度長期間の治療が必要になるため患者様やお客様にもその点をしっかりと説明し、納得して頂いた上で治療を進めていく必要があると思います。

　ここでは、鍼灸師と美容師の経験を合わせて、実際に脱毛症が現れやすいタイプについて検証した結果、主に考えられる中医学的弁証について一部ご紹介したいと思います。

⑸ 主な脱毛症の症状による中医学的分類
　主な脱毛症の症状から中医学的に分類すると以下のように、血熱証、気血両虚証、肝腎陰虚証、気滞血瘀証の４つに分けることができます。

血熱証：脱毛は突然起こり、部分的に毛髪が脱落してくる。また頭皮は痒みを伴い、中には毛髪全体が抜け落ちる場合や眉毛、ひげまでが抜け落ちる場合もある。

気血両虚証：年齢に関係なく起こる脱毛で、毛髪は、徐々に少しずつ抜け落ち、最終的には少量の髪だけが頭皮に残る。また毛髪が抜け落ちた部分の頭皮は、力がなく、軟らかい。

肝腎陰虚証：比較的に年齢が高い者に起こりやすい脱毛である。脱毛部位は、頭頂部や前額部に起こりやすく、毛髪は色つやも悪く、細く軟弱でコシがない。頭皮の皮脂分泌が高く、脂っぽい。

気滞血瘀証：部分的または全体的に脱毛が起こり、頭皮の痺れ、痛み、または頭痛を伴うことがある。脱毛の症状は、継続して起こる場合が多い。

　それではこの４つの分類について一つずつ詳しくみていきたいと思います。

①血熱証
　血熱証とは、血分に熱邪が侵襲し、熱がこもった状態をいいます。原因としては、一つに熱性を持つ外邪が人体に侵入し、血に作用して血熱となる場合と塩味の強いものや辛いもの、味の濃いものの過食、過度の飲酒などにより、熱がこもり血熱となる場合、精神的ストレスや急激な情動の変化などによって臓腑（特に肝）を傷つけ、火熱を発生させ、血熱となる場合があります。この熱性を持った血が頭部に上昇することで、頭皮を乾燥させ、十分に栄養が送られなくなり、脱毛を引き起こします。血熱が頭皮に作用すると熱によって頭皮は乾燥し、痒みが現れたりします。血熱が限局的に起こったものが円形脱毛となり、またさらに深刻化し、頭皮全体に血熱が及ぶと、毛髪全体が抜け落ちたりします。そして、この血熱が顔面部に作用すれば、眉毛やひげまで抜け落ちると考えられます。

鍼灸治療が適応となる一般的な血熱証の症状としては、口が渇きやすく、便秘ぎみであったり、ニキビや肌荒れを起こしやすかったりします。また出血傾向があり、刺鍼後に出血もしくは内出血を起こすことが多く、熱によって血液の流れが速くなるため脈は強く打つ傾向にあります。女性の場合は、月経周期が早くなったり、経血量が多くなったりします。

治療法としては、体内に熱があるため基本的には灸治療は用いず、鍼治療にて清熱、血に作用する経穴などを選択して治療を行います。

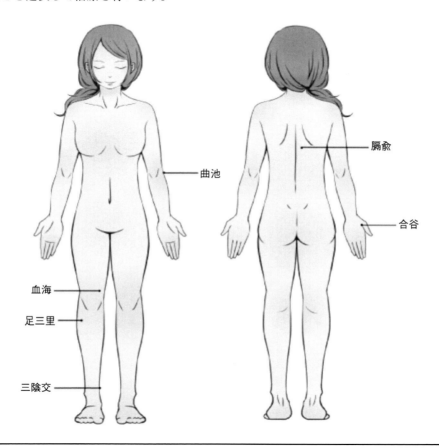

治療原則（主な施術方針）
血熱証は熱が血に影響を与えているので、血の熱分を除去する「清熱涼血」という治療原則を用います。血熱証によって起こっている脱毛症に対し、効果のあるツボとして、曲池、合谷、膈兪、血海、足三里、三陰交と阿是穴（脱毛のある局所）などを使用します。

②気血両虚証

気血両虚証とは、気虚と血虚の両方が同時に起こっている病証です。原因としては、過労や長期に渡る病気などによって気血を損傷した場合や気虚によって血の生成に失調をきたした場合、産後の多量出血などによって気血が消耗する場合などがあります。

「髪は血余」といわれるように毛髪は、主に血の状態と深く関与しているといえます。しかし、

血が充実しているだけでは毛髪は、十分に栄養が届きません。さらに気が充実していることによって血の生成機能も高まり、また血を全身各部へ送り届ける働きも高められます。

しかし、気血の不足が起こると十分に毛髪に栄養を与えることができなくなり、頭皮から毛髪が抜け落ちてきます。これが脱毛症の状態です。毛髪が徐々に抜け落ちるのは、気血両虚の状態が髪に現れるまで時間が掛かるためと考えられます。また毛髪が抜け落ちた部分の頭皮に力がなく、軟らかいのは、気血の不足によって頭皮も十分に栄養が届いていないためだと考えられます。

鍼灸治療が適応となる一般的な気血両虚証の症状としては、息切れ、倦怠感、自汗、不眠、動悸、めまい、顔色は青白いまたはくすんだ暗い黄色などの状態が現れてきます。

治療法としては、鍼治療、灸治療のどちらを用いても良く、主に脾経、胃経、任脈の経穴などを選択して治療を行います。

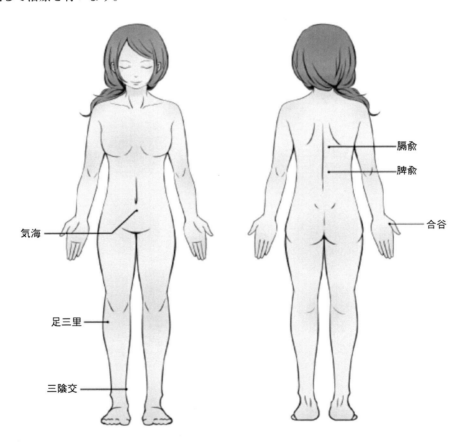

治療原則（主な施術方針）
気血両虚証は、気血の不足による病証であるため、気血を補う「益気補血」という治療原則を用います。気血両虚証によって起こっている脱毛症に対し、効果のあるツボとして、膈兪、脾兪、三陰交、足三里、気海、合谷、阿是穴（脱毛のある局所）などを使用します。

③肝腎陰虚証

　肝腎陰虚証とは、肝血不足と腎陰不足によって、陽気を抑制できなくなり、陽気の亢進が起こっている病証です。肝と腎は密接な関係にあり、肝血は腎を滋養し、腎精を生成し、また腎精は肝を滋養し、肝血を生成するという関係にあります。つまり、肝血と腎精は互いに滋養し合っていると考えられています。このことからも肝（血）陰の不足は、腎（精）陰の不足を招き、腎（精）陰の不足は、肝（血）陰の不足を招くことになります。

「髪は血余」といわれるように毛髪と血は密接な関係にあり、また白髪の章でも説明したように血と精は相互に養いあう関係にあることから肝血と腎精の不足は毛髪の状態に大きく影響を与えます。

　このタイプの脱毛が比較的、年齢の高い方に多いのは、老化によって腎精は消耗されやすく、結果的に腎陰と肝陰不足（肝腎陰虚証）を招きやすいためと考えられます。また脱毛部位が頭頂部や前額部に多いのは、肝経がこの部位を流注しているからといえます。毛髪の色つやが悪く、軟弱でコシがないのは、陰液不足により、十分に毛髪に栄養が行きわたっていないためと考えられます。また頭皮が脂っぽくなるのは、陰液が不足しているため油分のみが過剰に分泌するためと考えられます。

　鍼灸治療が適応となる一般的な肝腎陰虚証の症状としては、五心煩熱、盗汗、口や喉の渇き、足や腰のだるさ、耳鳴り、めまい、不眠、健忘、過少月経などの状態が現れてきます。

　治療法としては、陰分の不足により虚熱が起こっているため基本的には灸治療は用いず、鍼治療にて主に肝腎の兪穴、肝経、腎経の経穴などを選択して治療を行います。

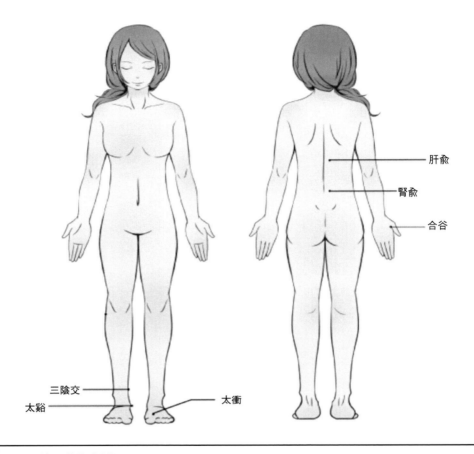

> **治療原則（主な施術方針）**
> 肝腎陰虚証は、肝陰と腎陰の不足によって起こる病証のため、肝陰と腎陰を滋養し、補う「滋補肝腎」という治療原則を用います。肝腎陰虚証によって起こっている脱毛症に対し、効果のあるツボとして、太衝、太谿、肝兪、腎兪、三陰交、合谷、阿是穴（脱毛のある局所）などを使用します。

④気滞血瘀証

　気滞血瘀証とは、精神的なストレスなどの原因によって気が鬱滞し、血の運行に失調をきたすことで瘀血が生じます。気と血の巡りが悪くなることによって頭部に必要な血や栄養物が十分に送り届けられにくくなります。そのため毛髪も十分に養われないため、やがて頭皮から抜け落ちてしまいます。初期の段階では、部分的な脱毛が多いのですが、気滞血瘀の状態が長期にわたれば、頭皮全体に脱毛が起こることもあります。また瘀血は固定し移動しないという特徴があるため、長期にわたり瘀血が存在することで、脱毛の状態も持続的に起こるといった傾向にあります。また気滞や瘀血の症状としては、痛みが現れてくるのも特徴的といえます。

　鍼灸治療が適応となる一般的な気滞血瘀証の症状としては、胸脇部の脹り、痛み、イライラ感、舌は紫暗色を呈し、瘀斑があります。また女性の場合は、月経前に乳房が脹るような痛みを伴い、月経痛があり、経血色は紫暗色で血塊を伴うことがあります。

第4章　髪と頭皮のトラブル　71

　治療法としては、鍼治療と灸治療のどちらを用いても良く、主に肝経、脾経の経穴、血に作用する経穴などを選択して治療を行います。

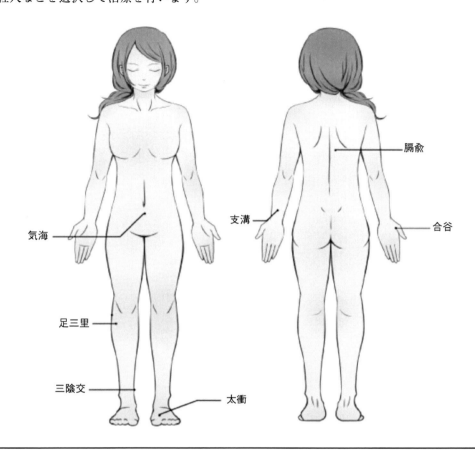

> **治療原則（主な施術方針）**
> 気滞血瘀証は、気の滞りが血の運行を低下させているため気の巡りをよくし、血の循環をよくする「行気活血」という治療原則を用います。気滞血瘀証によって起こっている脱毛症に対し、効果のあるツボとして三陰交、太衝、気海、支溝、膈兪、合谷、足三里、阿是穴（脱毛のある局所）などを使用します。

　この章では、主に髪と頭皮のトラブルとして、「白髪」、「フケ症」、「脱毛症」の3つの症状を、なるべくわかりやすく紹介させて頂きました。現在、白髪やフケ症の改善を求めて鍼灸院に訪れるお客様はあまりいらっしゃいません。しかし今後、髪や頭皮に対して鍼灸の施術が有効であることを、もっと世間に認められる時期がくれば、このような施術を求めてくるお客様は増えていくと思います。そのため鍼灸師としてこれらの知識を熟知しておくことはいずれ必要になると考えています。

　通常、中医学の書籍においては、専門用語が多く使用されていますが、この書籍では、初学者や一般の方々に読んで頂いた場合においても、わかりやすいように難しい専門用語はなるべく控

えました。中医学は独自の考え方や概念があるため基礎知識がないと大変難しく、理解をするには時間が掛かるかもしれません。しかし一般の方々にもわかりやすい表現を使用することで理解を少しでも広げることができれば、鍼灸師が取り組める仕事の幅は広がると考えています。今回ご紹介した中医弁証においては、美容室での美容鍼灸や鍼灸治療の施術を行ってきたことが理論を構築する上で大変貴重な経験となりました。しかしここで紹介した髪や頭皮に関する治療方針は最低限の知識となります。そのため、鍼灸師として髪と頭皮に関する施術の知識を更に深める必要はあると考えています。

　最後にご紹介した脱毛症については、改善を求めて鍼灸院に来院される方もいらっしゃいます。そのため次の章では、脱毛症の中でも特に多いと考えられる円形脱毛症に焦点を当て、内容を掘り下げ、更に治療的要素を加えてご紹介していきたいと思います。

第5章

円形脱毛症の鍼灸治療

　この章では、円形脱毛症に対する経絡治療について詳しくお話しします。日本の鍼灸治療を大きく分けると、現代鍼灸、経絡治療、中医学の3つに分類できますが、先の章で説明したのは中医学による治療方針になります。円形脱毛症は原因にもよりますが、鍼灸治療によって症状が改善するケースがあります。そのため鍼灸師としていくつかのアプローチ方法を知っておくことは実践でとても役に立ちます。ここでは鍼灸師に必要な現代医学の立場から見た円形脱毛症についての説明と、日本独自に発展してきた経絡治療による円形脱毛症の治療法についても説明をしていきます。

1. 円形脱毛症の原因

　円形脱毛症とは、頭部に境界明瞭な円形の脱毛斑を生じる疾患で、脱毛症の中では最も頻度が高いと言われています。頭部に1円玉くらいの脱毛斑が見られますが、時には多発融合し全頭の髪が脱毛します。

　円形脱毛症の原因についてはホルモン説やストレス説などいろいろと考えられていますが現在のところ自己免疫疾患が有力視されています。何らかの原因で毛母細胞が異物と誤認され、Tリンパ球が排除しようと攻撃を始めます。その結果、毛母細胞に異常が起き毛髪の生産に支障をきたしますが、毛器官幹細胞は侵されないため回復の可能性は常に存在していると言われています。家族内での発生率が約20％あり、一卵性双生児では2人とも発症する確率が高いことから遺伝的素因の可能性も示唆されています。円形脱毛症に合併しやすい病気として甲状腺疾患や尋常性白斑、アトピー疾患、自己免疫疾患が挙げられます。

2. 円形脱毛症の特徴

　進行病巣では感嘆符毛（根本付近がくびれている抜け毛のこと）、黒点、切れ毛などの病的毛がみられるのが特徴です。自覚症状はなく、ある日突然気づくことが多く、周辺の長い毛も痛み無く抜けやすく、まれに痒みを訴えることもあります。また爪の変化として、点々と針でつついたような窪みがみられます。これは点状凹窩と呼ばれ約25％の患者において生じます。円形脱

毛症の頻度としては、人口の1～2%に発症し、自然治癒の傾向が高く、再発率は40%と言われています。

3. 円形脱毛症の種類

円形脱毛症には単発型、多発型、全頭型、凡発型の4タイプがあります。4つのタイプについて簡単に説明をします。

単発型	円形脱毛が一箇所のみに発症するタイプ。一番治りが良い。	軽い
多発型	円形脱毛が数カ所に発症するタイプ。比較的治りやすいが、進行すると悪化することもある。	程度
全頭型	数カ所の脱毛が繋がっていき、頭部全体の髪が脱毛していくタイプ。急性と慢性があり難治性である。	
汎発型	頭部だけでなく、全身性の脱毛が発症するタイプ。最も重症度が高いと言われている。	重い

4. 円形脱毛症の診断ポイント

円形脱毛症を診断するための特徴的な臨床像は、頭部に円形を基本とする脱毛巣があることです。これは視覚的にも確認しやすいため比較的容易だと言えます。また病巣部の皮膚をルーペで観察してみると、病的毛（感嘆符毛、黒点、切れ毛など）が認められます。この感嘆符毛は特に診断的価値が高いと言えます。その他には皮膚表面には異常を認めず、周辺の毛が容易に抜けるときはまだ進行性であると考えます。広範囲難治例でも経過中に部分的な毛の回復をみることがあります。

5. 他疾患との鑑別

円形脱毛症の診断を行う上で、他の疾患との鑑別が必要になります。脱毛と関わりのある疾患についてみていきます。

⑴ 感染による脱毛症

感染による脱毛は大きく分けて3つあります。①白癬菌が毛幹を破壊し瘢痕性脱毛を引き起こす真菌症による脱毛。②黄色ブドウ球菌や連鎖球菌などによって起こる化膿性毛包炎が起こり瘢痕性脱毛を引き起こす細菌感染による脱毛。③びまん性の脱毛の中に脱毛斑が多発する梅毒によ

る脱毛があります。

(2) 栄養障害による脱毛症

　間違ったダイエット、断食による強いカロリー制限などによって栄養状態が急激に悪くなったことで起こる脱毛です。貧血や血中のたんぱく質量が少ないと毛包に栄養が行きわたらなくなり、毛は細くツヤがなくなります。体重の減少、皮膚の乾燥化、生理不順などと一緒に脱毛が起こります。

(3) 膠原病による脱毛症

　自己免疫疾患による脱毛症です。これにもいくつか種類があります。①発病期や増悪期に前頭部から側頭部に脱毛が起こる全身性エリテマトーデス。②びまん性の脱毛がみられる全身の皮膚を硬化していく進行性全身性強皮症。③前頭部から額にかけて瘢痕性の脱毛を発症しやすい限局性強皮症などがあります。その他、慢性関節リウマチやシェーグレン症候群などでも脱毛を起こす可能性があります。

(4) 内分泌疾患による脱毛症

　種々の内分泌異常で起こる脱毛で、甲状腺機能低下症や亢進症などを誘発している場合に起こる可能性があります。原疾患の治療により可逆性に脱毛は回復していきます。

(5) 皮膚炎による脱毛症

　通常、皮膚炎によって脱毛が起こることは稀ですが、アトピー性皮膚炎では頭皮の痒みが強い場合に掻く癖がつき抜毛してしまうことがあります。

(6) 外傷性の脱毛症

　外傷性の脱毛症にもいくつかの種類があります。①新生児から小児に多い脱毛症で、枕などでこすれて抜ける新生児脱毛。②ポニーテールのように引き上げた髪型を長時間続けることで起こる牽引性脱毛。③数時間頭を圧迫されることで一時的な循環障害により脱毛が起こる圧迫性脱毛。④精神的な衝動にかられて自分自身の手で毛髪を引き抜くことによって起こるトリコチロマニア（抜毛症）などがあります。

(7) 薬剤による脱毛症

　抗癌剤、ステロイド剤（副腎皮質ホルモン剤）抗凝固剤などによって引き起こされる場合があります。

　通常、薬剤性の脱毛は一過性・可逆性であり、薬剤の中止により回復していきます。

(8) 分娩による脱毛症

妊娠後期には一時的にエストロゲンの分泌量が増加します。エストロゲンには毛包の成長期の期間を延長させる作用があります。出産が終わるとエストロゲンの分泌量が元に戻る過程で、ホルモンバランスが崩れるために脱毛が起こることがあります。産後2〜5か月頃に前頭部にびまん性の脱毛がおこりますが、数カ月持続した後に徐々に自然回復していきます。

(9) 男性型脱毛

遺伝的素因によるものです。毛母細胞が男性ホルモンの影響を受けて成長阻害因子が働き毛周期を短縮するためによって起こる脱毛です。頭頂部が脱毛していくO型、前側頭部が脱毛していくM型そしてO型とM型の合型があり、早い場合は10代後半から起こり、特に20〜30代に多いため一般的に「若ハゲ」と呼ばれています。

6. 円形脱毛症の西洋医学による治療法

円形脱毛症の根本的な治療方法は確立されていませんが、現在病院で行われている治療法を紹介します。鍼灸院に来院するほとんどの患者は病院で診察を受けて様々な治療方法を試していらっしゃいます。患者とお話をする際に最低限の知識として一般的にどのような治療法があるのかを知っておくことは大切です。

(1) 薬物療法

薬物療法には内服と外用があります。内服薬としてはアレルギーを抑え、血流をよくするものが使用されます。現在「免疫抑制剤」は推奨されていないようです。外用薬としては「フロジン液」が、皮膚血管を拡張し血流をよくする作用があります。軽い脱毛の場合には、ステロイドの塗薬が出されます。ステロイドは脱毛部の皮膚の状態を回復させ、脱毛部の毛根の活動を整える作用があります。外用薬以外にも局所注射や内服などもあります。

(2) ドライアイス療法（冷凍療法）

脱毛部位にドライアイスを数秒程あてて、刺激を与えます。有効率は70％と言われています。しかし1年ほど経過しても効果が認められない場合は中止する必要があります。

(3) ＰＵＶＡ療法

ソラリンという皮膚の色素沈着を促す薬を服用または外用して脱毛部位に紫外線を当てる紫外線療法です。日焼けした皮膚はリンパ球の活動を抑制する働きがあるため、紫外線で日焼けさせることで治療を行います。

(4) 局所免疫療法

　脱毛部位にかぶれを起こしやすい化学物質溶液を塗布して弱い皮膚炎を起こさせます。かぶれを起こすリンパ球によって毛包を標的とするリンパ球の活動を防ぎます。個人差はありますが最も安全で有効的な治療という報告もあります。

　ここまでは西洋医学の立場から円形脱毛症について説明をしてきました。患者に対してカウンセリングを行い、患者に納得のいく説明（インフォームド・コンセント）を行えるようになるには最低限必要な知識となります。ですから施術を行う場合には知識を深めておくことが大切です。次に東洋医学の立場から円形脱毛症について見ていきます。

7. 東洋医学における円形脱毛症の考え方

古典書物の『素問』では円形脱毛症のことを「髪堕」といい、『諸病源候論』では「鬼舐頭」と記載があります。明・清代では円形脱毛症のことを「油風」と記載しています。

また『素問』六節藏象論篇第九には、「腎者～其華在髪」とあります。また『素問』五藏生成論篇第十には「腎之合骨也. 其榮髪也」とあります。ここから分かることは「髪」は「腎」と強い関係があるということです。『本草備要』には「髪者血之余」「腎者精之処也, 其華在髪」の記載があり、ここからも「髪」と「腎」の強い関係と、「髪」と「血」の密接な関係が伺えます。「腎」と「血」は解剖学的な腎臓や、血液のことではなく、東洋医学的な概念、つまりエネルギーや機能のことを示しています。このような働きを昔の人は「気」として表現しました。これらの要素を意識して、患者の身体を診ていきます。

●病理・四診・証決定

経絡治療では、四診によって経絡の虚実を把握し、証を決定します。証に従い経穴に補瀉を行うことにより治療します。その際、病理を理解しておくことが大切となります。まず病理、四診、証決定について簡単に説明し、その後東洋医学的に分類した円形脱毛症について見ていきます。

●病理とは

病理とは、体に何かしらの反応が起こり、症状が出る（病気になる）までに、体内で起こっている変化のことを指します。これらの病理を四診によって把握し、治療方針（証）を決定するため、とても大切な要素となります。

●四診とは

四診とは、診察法を意味する言葉で「望・聞・問・切」の4つの方法を指します。望診とは視覚によって体の情報を収集する方法、聞診とは聴覚や嗅覚によって体の情報を収集する方法、問診とは患者に問いかけることによって日常の様々な状態を把握する方法、切診とは触覚によって体の情報を収集する方法です。

●証決定とは

「証」とは「あかし」という意味があり、四診によって得られた情報をまとめ、患者の身体全体が、どのような状態であるかを示すものです。この証をもとに鍼灸治療は行われます。

第5章　円形脱毛症の鍼灸治療　　79

●鍼灸治療

　これらをもとに、円形脱毛症の鍼灸治療を紹介していきます。円形脱毛症は血不足によるもの、瘀血によるもの、熱の上昇によるものの3つに分けることができます。円形脱毛症の場合、前述したように「腎」と「血」が治療のkey wordとなります。また、「血」と関係が深い他の五臓にも注目する必要があります。

(1) 血不足によるもの

①病理：肝中の血が減少し、同時に腎の陽気が虚すことにより、寒が発生し、髪を十分に養うことが出来なくなり脱毛が起こります。また寒が発生すると内側では中焦以下が冷え、外側では各陽経の陽気が無くなるため寒の症状が多くなります。

②四診によるポイント

　1）望診

　眼が小さい。眼に力がない。顔全体が青白い、舌全体の色が薄い。爪が弱い。

　2）聞診

　声に元気がない。おどおどしている。舌が回りにくい。

　3）問診

　冷え。不眠。下痢傾向。頻尿。下肢浮腫。決断力不足。排尿力が弱い。出血が原因の事が多い。（生理、出産など）。

　4）切診

　脈状：沈細虚。上腹部全体の緊張下腹部の軟弱。

③証決定

　肝虚（寒）証

④治療方針

　虚している肝経と、その母経の腎経の土穴、火穴の補法。

　肝経の土穴である―太衝穴。

　肝経の火穴である―行間穴。

　腎経の土穴である―太谿穴。

　腎経の火穴である―然谷穴。

　補助穴として肝兪穴、膈兪穴、腎兪穴。

血不足による円形脱毛症の治療穴

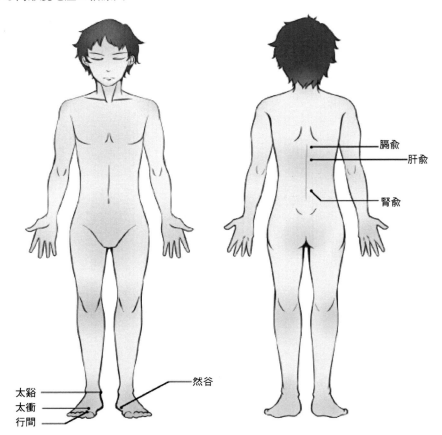

第5章　円形脱毛症の鍼灸治療　81

(2) 瘀血によるもの

①病理：肝の働きが悪くなり、瘀血が出来ます。瘀血のために血の循環が悪くなり、髪を養うことが出来ず脱毛します。

②四診のポイント
　1）望診
　顔面赤い。眼が充血している。
　2）聞診
　気鬱。静に物を言う。
　3）問診
　便秘の傾向あり。無口でストレス解消が下手な人が多い。怒りっぽい。寒熱往来。薬物の長期服用が原因となることがある。
　4）切診
　脈状：沈実。脇下に抵抗と圧痛。

③証決定
　肝実（熱）証。（※肝経に熱が入り、血が停滞した状態。中医学では冷えととらえる）

④治療方針
　実のある肝経とその子経である心経を火穴で瀉法。肝経の熱を取るために、水穴と金穴の補法。肝実証の場合、脾経が虚していることが多い。その場合は脾経の土穴を補法。
　肝経の火穴である－行間穴の瀉法。
　心経の火穴である－少府穴の瀉法。
　少府穴の刺鍼は痛みを伴いやすいため、同じような性質を持つ郄穴の陰郄穴で代用するのもよいでしょう。
　肝経の水穴である―曲泉穴。
　肝経の金穴である―中封穴。
　脾経の土穴である―太白穴（脾経が虚している場合用いる）。
　補助穴として―肝兪穴、膈兪穴、心兪穴、脾兪穴。

瘀血による円形脱毛症の治療穴

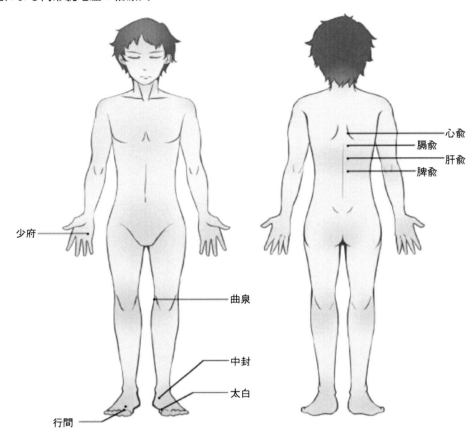

(3) 熱の上昇によるもの

①病理：腎（の津液）が虚して熱が上昇し、旺盛な熱が頭部から発散されるときに髪も抜けやすくなります。体の内側が虚することによって熱が発生します。この場合は、同時に肺気の循環が弱くなっていることが多く、様々な病証を現すようになります。

②四診のポイント

　1）望診

　耳が大きく、赤黒い。皮膚が黒い。水肥り。下肢の浮腫。

　2）聞診

　へりくだった物腰で驚きやすい。

　3）問診

　耳鳴りや腰痛を伴うことがある。熱がりで活動的。口渇。食欲旺盛。産後や更年期の女性に多い。のぼせ。動悸。息切れ。

　4）切診

　脈状：浮大虚。臍下任脈上の軟弱。

③証決定

　腎虚（熱）証。

④治療方針

　虚している腎経と、母経の肺経の水穴、金穴の補法。

　腎経の水穴である―陰谷穴。

　腎経の金穴である―復溜穴。

　肺経の水穴である―尺沢穴。

　肺経の金穴である―経渠穴。

　補助穴として腎兪穴、志室穴、肺兪穴。

熱の上昇による円形脱毛症の治療穴

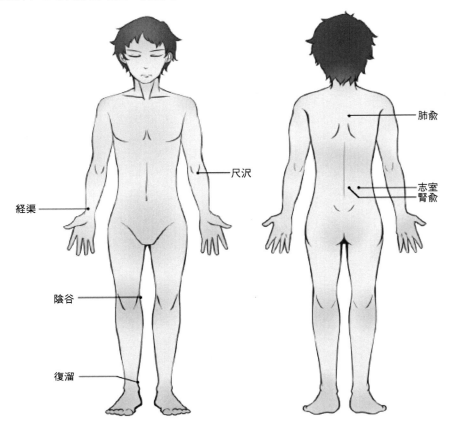

　以上が陰陽五行論を中心とした円形脱毛症の治療法になります。この他の治療法として以下に2つ説明をします。

(4) その他の鍼灸治療
①脱毛部を走行している経絡を刺激する。
　脱毛部位による走行経絡を考え、該当経絡となる要穴の反応を診ます。反応がある要穴には置鍼を行い、経絡のバランスを取るようにします。頭部の経絡の走行では、主に、膀胱経、胆経、督脈が考えられます。経絡の走行をしっかりと覚えておきましょう。

②先天の気の消耗を抑え後天の気を強化する。
　後天の気を高めることにより気血やエネルギーを全身に巡らす力を強化します。先天の気は生まれ持っているもので増やすことはできません。そのため先天の気は消耗しにくいようにするために強化します。先天の気には関元穴を使用し、後天の気を強化するには中脘穴を使用します。

　以上が円形脱毛症の全身的な鍼灸治療になります。

これらに加えて円形脱毛症の局所的な鍼灸治療をご紹介します。

(5) 円形脱毛症の局所的な鍼灸治療
①患部への直接刺激。
　皮膚鍼（図の左）や梅花鍼（図の右）などで直接、脱毛部に赤みを帯びるぐらい刺激を加えます。これは病巣に直接刺激を加え、血流促進を促すために行います。円形脱毛症の場合この治療はとても重要になります。

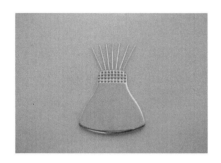 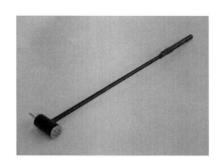

次に皮膚鍼や梅花鍼の使い方について説明をしていきます。

②皮膚鍼の使い方
1) 刺激する範囲は、脱毛部の境界線よりやや髪のあるところから行います。
2) 皮膚鍼を親指と中指ではさみ、人差し指を添えて持ちます。
3) 衛生面や頭皮への刺激を考え、多めのアルコールを綿花に含ませ脱毛部分に塗布します。
4) 脱毛部の頭皮に対して、鍼が斜めにあたるようにし、刺激を加えていきます。斜めにあてることによって均等に広い範囲に刺激を与えることができます。
5) 3と4の工程を繰り返し、頭皮がしっかりと赤みを帯びるぐらいまで行います。
6) 治療初期の段階では、皮膚鍼の刺激を強く感じることがあるので強さに気を付けて行う必要があります。治療によって髪が生えてくると、頭皮に鍼が直接当たりにくくなるので、刺激量を増やす必要があります。

③梅花鍼の使い方
1) 刺激する範囲は、脱毛部の境界線よりやや髪のあるところから行います。
2) 梅花鍼は、親指と示指でつまむように持ちます。
3) 衛生面や頭皮への刺激を考え、多めのアルコールを綿花に含ませ脱毛部分に塗布します。
4) 脱毛部に対して、鍼の重さを利用して振り子のように叩いて刺激をします。
5) 3と4の工程を繰り返し、頭皮がしっかりと赤みを帯びるぐらいまで行います。
6) 梅花鍼と皮膚鍼では刺激の強さが異なるため刺激量には気を付ける必要があります。

8. 症例報告

最後に、全頭性円形脱毛症の症例を1例ご紹介します。

●年齢

40代

●性別

男性

●主訴

全頭型円形脱毛症

●所見

まばらに髪の毛があるが、ほぼ頭部全体の脱毛がみられる。いつも上半身が熱く、足が冷たい。上半身に関しては吹き出物が多い。全体的な肌の色は浅黒い色。脈状は数・実脈が多い。

本症は「瘀血」と「熱の上昇」の混合形であり、この二つの改善を目的としました。

●治療方針

治療方針は「瘀血」と「熱の上昇」の改善を基本とし、全身治療は、その都度の「証」に対して治療を行いました。また脱毛部には直接刺激による血流促進を行い治療ペースは週1回としました。治療穴については、先の「瘀血」によるものと「熱の上昇」によるものに準じます。

●治療経過

初診後、少し良い状態でしたが、2回目の治療後で全体的に脱毛しました。1ヶ月後、髪が生えてきましたが白髪が目立っており、弾力のあるしなやかな髪ではありませんでした。この時期に本人の希望により髪を染めています。その後、少しずつ髪が生えそろってきたのですが、再度、抜け毛が増え、髪のボリュームが減ってきました。しかし、次の週には抜け毛が減り、2ヶ月後にはしなやかな弾力のある髪が生えてきました。この時点では、まだ髪の密度はまばらでした。3ヶ月後は全体的に生え、4ヶ月後には満遍なく生えそろい、半年後には元通りにまで回復しました。

初診時に患者は、「精神的なストレスはまったくない」とおっしゃっていましたが、問診を繰り返すと、脱毛が起こる少し前に職場が変わり、子供が生まれるなど、客観的にストレスが多い環境にいたと考えられます。治療3ヶ月目に入ってから脱毛の経過は安定していましたが、医師から精神的なうつ症状と診断され、抗うつ薬の服用をはじめています。脱毛については医師から

「治らないかもしれない」と告げられていたのですが、綺麗に生えそろってきたのを実感してから気持が緩んだのではないかと考えています。4ヶ月目には、抗うつ薬の量も少なくなり、精神的症状も安定してきています。半年後、見た目でも見違えるようになり髪に対する悩みは解消されました。ここに初診時から半年間の施術の経過を写真で撮影したのでご紹介します。

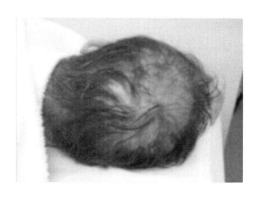

①初診時　　　　　　　　　　　　②2回目

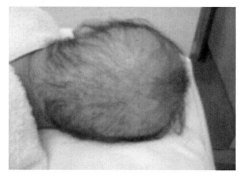
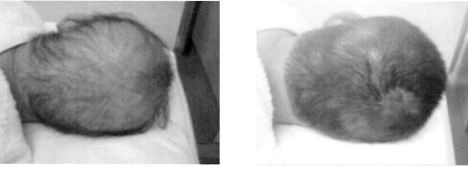

③2ケ月後　　　　　　　　　　　　④3ケ月後

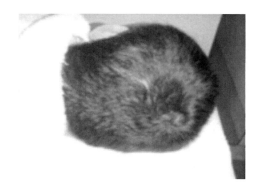
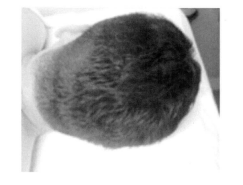

⑤4ケ月後　　　　　　　　　　　　⑥半年後

●考察

　治療中、髪が生えて、全体的に脱毛するということを2回繰り返しました。生えてくる髪は白髪が多く、本来の髪のようにしなやかではありませんでした。2ヶ月目から生えてきた髪は、しなやかさがあり、その後は脱毛することなく順調に回復していきました。治療のポイントとしてただ単に髪が生えてくるのではなく、「しなやかな髪の毛」が生えてくることが重要であると考えています。

第6章

経絡トリートメント

　ここからは、お客様の美しい髪を目指すための美髪鍼をサポートする技術として鍼灸師はもちろん美容師やセラピストも一緒に行える中医学に基づいた経絡トリートメントをご紹介します。折橋式美容鍼灸「美髪鍼」は、美容室とのコラボレーションによる企画から生まれた新しい技術です。経絡トリートメントを施術プランに取り入れるメリットは、美容室の場合、髪の専門家である美容師が頭部の経絡トリートメントを行うことで、施術後の髪や頭皮の状態がどのように変化しているかを確認することが出来ます。また施術に基づくフィードバックやアドバイスに加えて、美容師からも美髪鍼の施術経過をお客様にお伝えすることで安心して施術を継続して頂けるようにサポートをすることが出来ます。鍼灸院で導入する場合には、新しいメニューとして他店との差別化を図ることが出来、また定期的に来院して頂くことで術後の経過も確認出来、鍼灸の施術に対する相乗効果や持続効果も期待出来ると考えています。そのためこの技術は、美容室はもちろん、鍼灸院や、エステティックサロン、リラクセーション系のサロンでも同様の役割を果たせると考えています。この章では、美容師やエステティシャンなどが行える中医学の理論を取り入れた頭部に対する経絡ヘッドトリートメントの施術と、肩や頸の筋肉を良好な状態に保つための経絡ハンドトリートメントをご紹介したいと思います。

1. 経絡トリートメントの目的と効果

　美髪鍼に経絡ヘッドトリートメントや経絡ハンドトリートメントの施術を加えることは、頭皮の血行を促進し、肩・頸・頭皮の緊張やコリをほぐしやすくし、老廃物の排出を促します。また主な効果として下記の内容が期待できます。

・髪に潤い、ツヤ、ハリを与える。
・縮毛などのくせ毛を緩和する。
・白髪を予防する。
・頭皮の皮脂腺の働きを高める。
・頭痛やめまい、眼精疲労、肩こりなどの症状を緩和する。
・全身的なリラックス効果が期待出来る。

・肌のシワやたるみを改善する。

・新陳代謝を高め老廃物を除去する。

2. 経絡ヘッドトリートメントの手順

まずは、最初に経絡経穴を意識した経絡ヘッドトリートメントをご紹介します。

美容室で導入する場合には、シャンプーを行うことができるため頭皮にオイルを塗布して経絡ヘッドトリートメントを行います。オイルを使用するメリットは、毛穴の奥に詰まった角栓を取り除き、老廃物を排泄しやすくし、髪に必要な栄養物が毛根に届きやすい状態を作ります。他にも頭皮の角化異常（皮膚サイクルの乱れによるフケ過多など）を正常に戻す働きや、乾燥による頭皮のカサツキを抑え、ヘアケア剤の化学物質などの影響を和らげたり、頭皮や毛髪についたシリコンなどの残留物質を取り除く働きがあります。また経絡トリートメントを行う際の、髪のヒキツレ感をなくし、頭皮を柔軟にすることで血行促進効果やリラックス効果が期待出来ます。

鍼灸院やエステティックサロンなどに導入する場合は、オイルを使用するとシャンプーなどによる洗髪が出来ないため、オイルを使用しないで施術を行います。そのため次の手順のうち、①〜③のオイル塗布の手順は省略し、代わりに頭部の軽擦を行ってから④の督脈の刺激から始めます。この場合、手順の㉔〜㉖の加温やオイルの洗い流しも省きます。また㉗で肩部にオイル塗布とありますが、肩の場合はホットタオルなどで拭き取りが出来る環境であればオイルを使用した方が良いですが、拭き取りが出来ない場合は㉗と㊱の手順も省略して下さい。美容室では㊲の手順で終了となりますが、鍼灸院やエステティックサロンの場合は㊲の手順は省き頭部の軽擦法を行って終了になります。

それでは経絡ヘッドトリートメントの手順についてご紹介したいと思います。

①百会穴へのオイル塗布

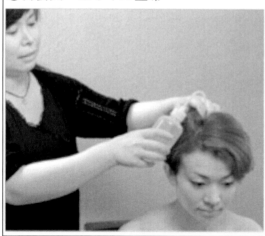

<施術方法>
スポイドを使って、オイルを百会穴から塗布します。
頭皮にオイルが浸透するイメージで百会穴を刺激します。

<経穴の位置>
百会：左右の耳尖を結んだラインと正中線との交点にとる。

②督脈と膀胱経ラインのオイル塗布

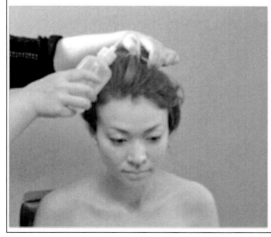

<施術方法>
次にスポイドを使用して督脈と膀胱経のラインに沿ってオイルを塗布します。

頭皮にオイルが浸透するイメージで督脈と膀胱経を刺激しながら、オイルをなじませます。

③頭皮全体へのオイル塗布

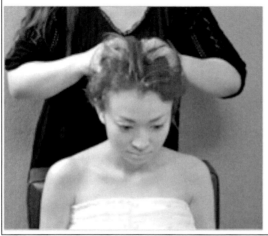

<施術方法>
両四指の指腹を使って頭皮全体にオイルが浸透するようにマッサージしながらなじませます。

頭部にオイルを塗布しない場合は、軽擦法を行い④から施術を始めます。

④督脈ラインへの刺激

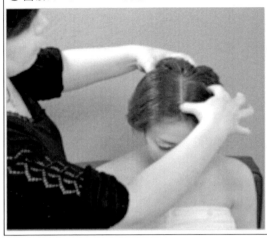

＜施術方法＞
拇指の腹を使い、督脈ラインに沿って前頭部から後頭部に向かい、揉捏しながら刺激を行います。

※これを2〜3回繰り返して行います。

⑤膀胱経ラインへの刺激

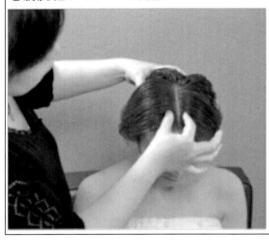

＜施術方法＞
督脈ラインの刺激と同様に、拇指と示指を使い、膀胱経ラインに沿って前頭部から後頭部に向かい、揉捏しながら刺激を行います。

※これを2〜3回繰り返して行います。

⑥胆経ラインへの刺激

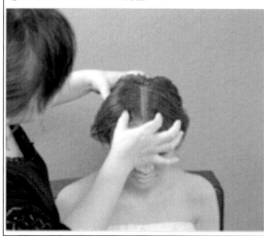

<施術方法>
膀胱経ラインの刺激と同様に、拇指と示指を使い、胆経ラインに沿って前頭部から後頭部に向かい、揉捏しながら刺激を行います。

※これを2～3回繰り返して行います。

※胆経のライン：頭臨泣、目窓、正営、承霊、脳空、風池のライン上

⑦胆経外側のラインへの刺激

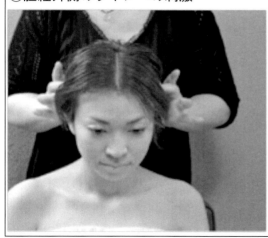

<刺激方法>
膀胱経ラインの刺激と同様に、両方の中指を使い、胆経ラインの外側を前頭部から後頭部に向かい、揉捏しながら刺激を行います。

※これを2～3回繰り返して行います。

※胆経の外側ライン：本神から完骨を結ぶライン上

⑧前頭部から後頭部への刺激

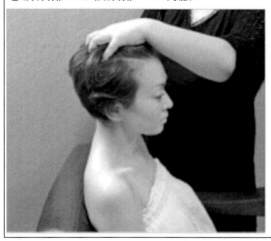

<施術方法>
四指の腹を使って前頭部の生え際から後頭部に向かって全体的に流すように刺激を行います。

※これを2～3回繰り返して行います。

⑨側頭部への圧迫・揉捏刺激

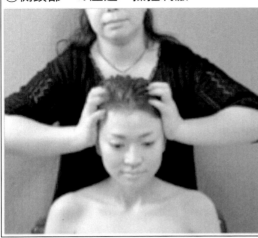

<施術方法>
左右の側頭部にそれぞれ手のひらを全体的に当て、ゆっくりと圧迫刺激を行います。
その後、ゆっくりと手掌を動かし、揉捏刺激を与えます。

⑩百会穴への指圧

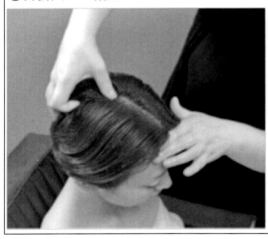

<施術方法>
拇指の腹を使って百会穴に圧迫刺激を行います。

<経穴の位置>
左右の耳尖を結んだラインと正中線との交点に取る。

⑪四神聡穴への指圧

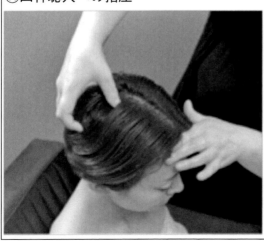

<施術方法>
拇指の腹を使って百会穴から1寸前頭部側にある四神聡穴から右回りに順に指圧を行います。

<経穴の位置>
百会の前後左右各々指1本分外側に取る。

⑫神庭穴への指圧

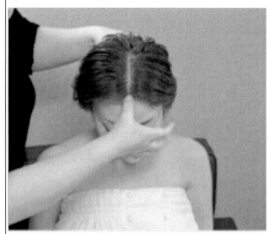

<施術方法>
拇指の腹を使って神庭穴に圧迫刺激を行います。

<経穴の位置>
正中線上で、前髪際から後方に指半分ほど入った位置にとる。※前髪際が不明な場合は、眉間の中央から指4本半上方の位置に取る。

⑬上星穴への指圧

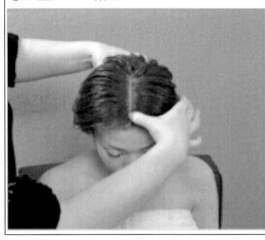

<施術方法>
拇指の腹を使って上星穴に圧迫刺激を行います。

<経穴の位置>
正中線上で、前髪際から後方に指1本分ほど入った位置に取る。

⑭百会穴への指圧

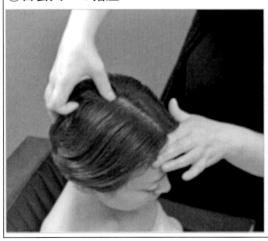

<施術方法>
拇指の腹を使って百会穴に圧迫刺激を行います。

<経穴の位置>
左右の耳尖を結んだラインと正中線との交点に取る。

⑮風府穴への指圧

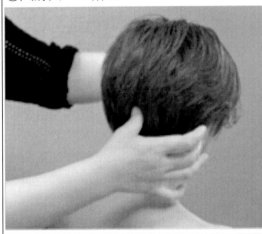

<施術方法>
拇指の腹を使って風府穴に圧迫刺激を行います。

<経穴の位置>
頸部を軽く後屈させ、僧帽筋の緊張を緩めながら、後髪際の中央から後頭部に向かい、指を進めたとき指が止まる位置に取る。

⑯瘂門穴への指圧

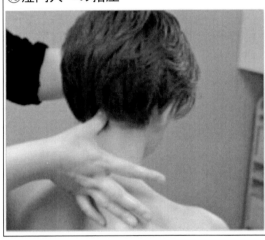

<施術方法>
拇指の腹を使って瘂門穴に圧迫刺激を行います。

<経穴の位置>
項の窪みの中央で、風府穴から指半分ほど下方に取る。

⑰曲差穴への指圧

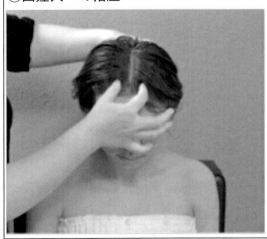

<施術方法>
拇指と示指を使い、左右の曲差穴に圧迫刺激を行います。

<経穴の位置>
前髪際から後方に指半分ほど入ったライン上で、正中線から指1本半外側の位置に取る。

⑱承光穴への指圧

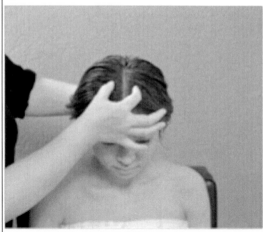

＜施術方法＞
拇指と示指を使い、左右の承光穴に圧迫刺激を行います。

＜経穴の位置＞
前髪際から後方に指3本半ほど入ったライン上で、正中線から指1本半外側の位置に取る。

⑲天柱穴への指圧

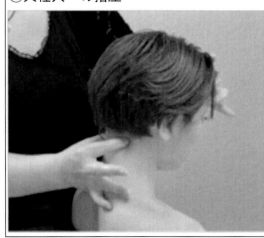

＜施術方法＞
拇指と示指を使い、左右の天柱穴に圧迫刺激を行います。

＜経穴の位置＞
瘂門穴の外側で、僧帽筋外側の窪みに取る。

⑳頭臨泣穴への指圧

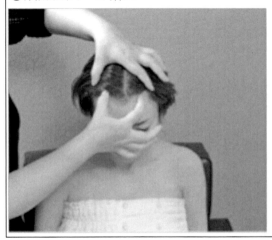

＜施術方法＞
拇指と示指を使い、左右の頭臨泣穴に圧迫刺激を行います。

＜経穴の位置＞
前髪際から後方に指半分ほど入ったラインと、瞳孔の直上のラインとの交点に取る。

㉑正営穴への指圧

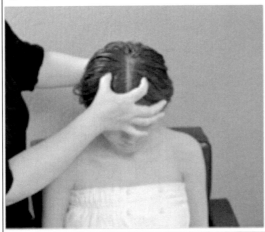

＜施術方法＞
拇指と示指を使い、左右の正営穴に圧迫刺激を行います。

＜経穴の位置＞
前髪際から後方に指3本半ほど入ったラインと、瞳孔の直上のラインとの交点に取る。

㉒風池穴への指圧

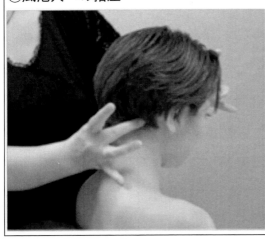

＜施術方法＞
拇指と中指を使い、左右の風池穴に圧迫刺激を行います。

＜経穴の位置＞
風府穴の外側で、僧帽筋と胸鎖乳突筋の間の窪みに取る。

㉓完骨穴への指圧

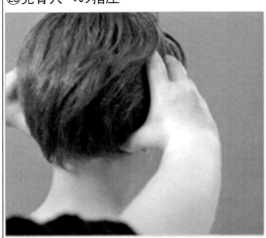

＜施術方法＞
両拇指を使い、左右の完骨穴に圧迫刺激を行います。

＜経穴の位置＞
乳様突起の後下方の窪みに取る。

第 6 章　経絡トリートメント　　99

オイルを頭部に塗布しない場合は、㉔〜㉖の手順を省きます。

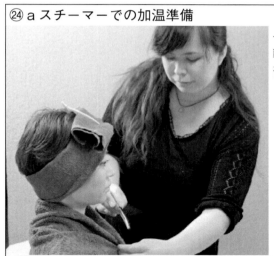

㉔ａ　スチーマーでの加温準備

＜施術方法＞
乾いたタオルで頭にターバンを巻き、頚部周囲にもタオルを掛けます。

スチーマーがない場合には、遠赤外線を使用します。

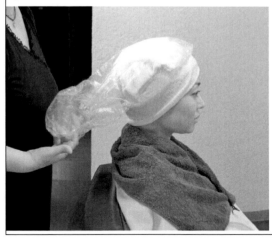

㉔ｂ　遠赤外線での加温準備

＜施術方法＞
ホットタオルで頭を包み、ビニールキャップをかぶせます。

㉕a スチーマーでの加温

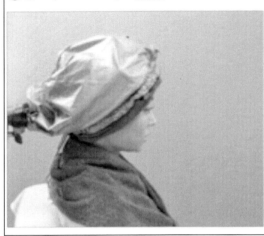

＜施術方法＞
この状態でスチーマーを10分ほどかけます。

スチーマーがない場合には、遠赤外線を使用します。

㉕b 遠赤外線での加温

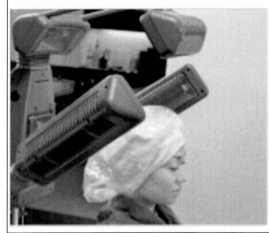

＜施術方法＞
この状態で遠赤外線を10分ほどかけます。

第6章　経絡トリートメント　101

㉖オイルの洗い流し

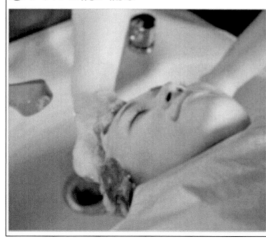

＜施術方法＞
10分後、シャンプー台に移動して頭部に塗布したオイルを、シャンプー剤を使用して綺麗に洗い流します。

オイルの拭き取りが出来ない場合は㉗の手順を省きます。

㉗首・肩のオイル塗布

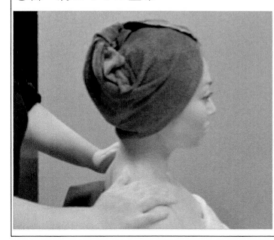

＜施術方法＞
首と肩にオイルを塗布します。この際、お客様の洋服にオイルが付かないように、タオルを挟んだり、施術の際にガウンに着替えて頂くなどの配慮をするとよいでしょう。

※洗髪をした場合は、濡れた髪をタオルでおおいます。

㉘頚部のマッサージ

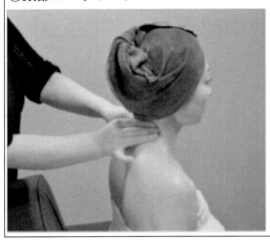

＜施術方法＞
右手拇指と他の四指を使って首筋をつまむように刺激を行います。頭部の付け根から首の付け根に向かって滑らせるように行います。

※これを2～3回繰り返して行います。

㉙肩前方ラインの刺激

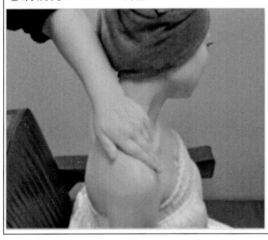

＜施術方法＞
片方の肩に手全体を当て、肩の付け根から肩先前方に向かって圧迫しながら滑らせるように刺激を行います。

※これを2～3回繰り返して行います。

㉚肩中央ラインの刺激

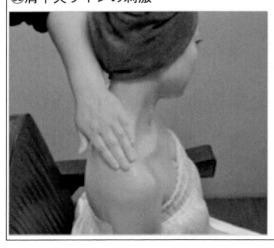

＜施術方法＞
片方の肩に手全体を当て、肩の付け根から肩峰（肩先）に向かって圧迫しながら滑らせるように刺激を行います。

※これを2～3回繰り返して行います。

第6章　経絡トリートメント　103

㉛肩後方ラインの刺激

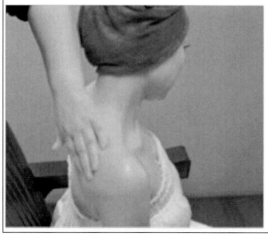

<施術方法>
片方の肩に手全体を当て、肩の付け根から肩先後方に向かって圧迫しながら滑らせるように刺激を行います。

※これを2～3回繰り返して行います。

㉜肩下方ラインの刺激

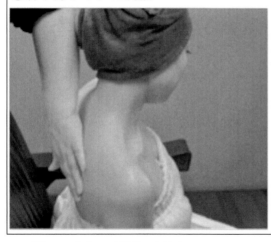

<施術方法>
胸椎上部に手を当て、肩甲骨下角の外側に向かって圧迫しながら滑らせるように刺激を行います。

※これを2～3回繰り返して行います。

※㉙～㉜は反対側も同様に行います。

㉝肩甲間部の刺激

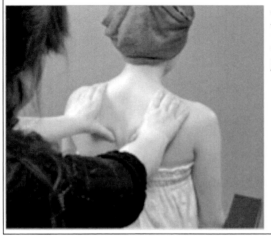

<施術方法>
両拇指を肩甲間部（肩甲骨下角のラインの高さ）に当て、首の付け根に向かって圧迫しながら滑らせるように刺激を行います。

※これを2～3回繰り返して行います。

㉞肩上部の揉捏

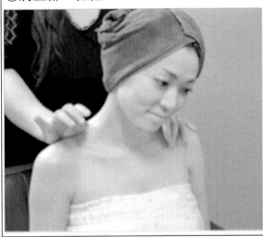

＜施術方法＞
片方ずつ手根全体を使って肩上部を軽く揉捏するようにマッサージを行います。

㉟中府穴への指圧

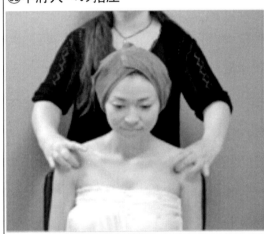

＜施術方法＞
中指を使って中府穴に圧迫刺激を行います。

＜経穴の位置＞
第一肋骨と同じ高さで鎖骨下の窪みの外側、前正中線から指8本分外側の位置に取る。

第6章　経絡トリートメント　　105

　オイルを塗布していない場合は、㊱～㊲の流れは省きます。

㊱オイルの拭き取り

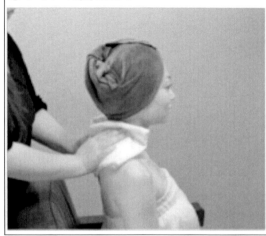

＜施術方法＞
タオルを半分にたたみ、肩にかけて軽く圧迫を行った後、タオルを手に持ち、首・肩に残ったオイルを拭き取ります。

　頭部にオイルを塗布していない場合は、頭部の軽擦法を行って施術を終わります。

㊲仕上げ

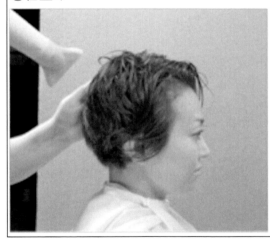

＜施術方法＞
ドライヤーを使って濡れた髪を乾かし、仕上げを行います。

　以上が経絡ヘッドトリートメントの手順になります。
　経絡ヘッドトリートメントでは、主に頭部の経絡と経穴への刺激を中心に施術を組み立ててあります。またこの技術は美容室で行うことを前提としているため今回は座位での施術スタイルでご紹介しています。
　基本的に鍼灸院やエステティックサロンで導入する場合には、施術後にオイルを流すことが出来ないため、オイルを使用しませんが、浸透性の高いオイルを少量使用する場合には、トリートメントを行った後は、髪にワックスやムースをつけた感じに仕上がります。もしお客様が施術後

の違和感を気にされないようであればオイルを使用する施術を行ってもよいと思います。ただしオイルは頭皮に塗布したままだと少しずつ内部に浸透していくため良質なオイルを使用することをお勧めします。次に経絡ハンドトリートメントをご紹介します。

3. 経絡ハンドトリートメント

　美しい髪を目指すための施術については、首や肩の筋肉や経絡の状態を良好に保つことも、とても大切に考えています。ここで紹介する経絡ハンドトリートメントは、美容室やサロンなどで美髪鍼の施術をサポートする技術として、鍼灸師以外のセラピストでも行えるような施術となっています。通常のトリートメントのように手や腕の筋肉を揉みほぐすことにより血流をよくするだけでなく、中医学の理論に基づいて、経絡の走行と経穴の特性を利用した遠隔部へのアプローチ方法を加えています。前腕部には様々な経穴が存在しており、首や肩の状態に合わせて対応する経穴を前腕部から選穴し刺激を加えます。このように経穴を選び、刺激を加えることで施術自体に目的を持たせることができます。そのため経絡ハンドトリートメントを行う前には、施術のポイントとなる場所をみつけるために首や肩の状態をチェックします。

4. 首、肩のチェックポイントとその反応点

　経絡ハンドトリートメントを行う前に、首肩のチェックを行います。
(1) 首、肩の状態の確認
　頭皮や髪に十分な栄養を送れるように、首、肩の筋肉の状態をチェックします。そのため、お客様の首や肩の状態を、前面部、中央部、後面部の3つに分けて、どの部分にコリが強いかを確認していきます。

　①前面部のチェックポイントの確認を行います。首や肩の前面部は、主に鎖骨上の窪みとその周囲にコリや反応があるかを確認します。缺盆は、元々痛みを感じやすいため四指を添えて、軽く円を描くように刺激をして確認を行います。

第6章　経絡トリートメント　107

缺盆のチェックポイント

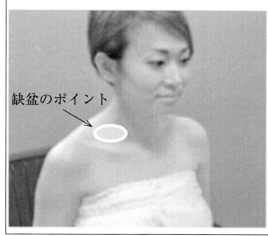

缺盆のポイント

缺盆の位置
乳頭のライン上で、鎖骨上方の窪みにあるツボ。

※缺盆のチェックポイントにコリや反応がある場合は、大腸経を中心とした刺激を加えます。

②中央部のチェックポイントの確認を行います。首や肩の中央部は、主に肩の最も高い位置とその周囲にコリや反応があるかを確認します。肩井には、コリが強く現れやすいため、自覚症状があるか、左右差があるかの確認を行います。

肩井のチェックポイント

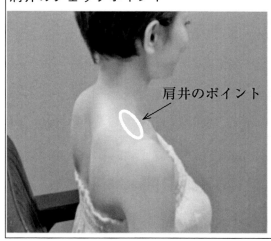

肩井のポイント

肩井の位置
第7頸椎と肩峰の外側を結ぶ中点にあるツボ。

※肩井のチェックポイントにコリや反応がある場合は、三焦経を中心とした刺激を加えます。

③後面部のチェックポイントの確認を行います。首や肩の後面部は、主に肩甲骨の上角内側部とその周囲にコリや反応があるかを確認します。肩外兪は、脊椎と肩甲骨上角の間の部分になります。骨を押さないように気を付けて確認を行います。

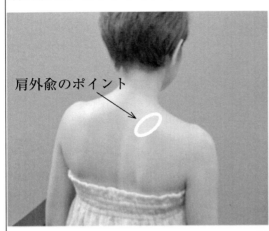

肩外兪のチェックポイント

肩外兪の位置
肩甲骨上角の内側にあるツボ。

※肩外兪のチェックポイントにコリや反応がある場合は、小腸経を中心とした刺激を加えます。

　以上の3つのポイントを参考にしながら、強いコリや、反応点が多く存在する部位に対応する経絡の刺激を経絡ハンドトリートメントの手順の中に加えます。これにより決められた手順で施術を行うよりも、より高い効果を期待することができます。次に3つのポイントに対応する各々の経絡の中でも、実際によく使用する経穴を紹介します。

①大腸経のライン（腕の陽経の外側部）

　肩前面部のチェックポイントに特に反応が強く現れている場合には、大腸経のラインや大腸経に属する経穴を刺激します。

経穴（ツボ）	位置	効能
合谷	親指と人差指の付け根の骨の分かれ際のところにあるツボ。	肩こり、寝違いに効果がある。
手三里	肘を曲げてできるシワの際から手首に向かって指3本分下にあるツボ。	肩こり、寝違いに効果がある。
曲池	肘を曲げてできるシワの際にあるツボ。	肩こり、寝違いに効果がある。

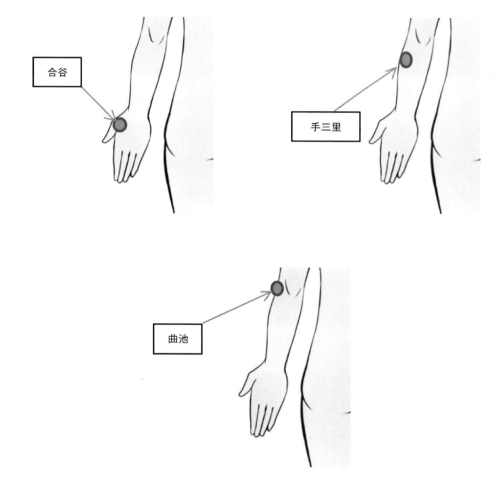

大腸経に属する経穴の図

②三焦経のライン（腕の陽経の中央部）

　肩中央部のチェックポイントに特に反応が強く現れている場合には、三焦経のラインや三焦経に属する経穴を刺激します。

経穴（ツボ）	位置	効能
陽池（ようち）	手首の関節後面の中央にあるツボ。	首・肩こりに効果がある。
外関（がいかん）	陽池から肘に向かって指3本分上にあるツボ。	首・肩こりに効果がある。
天井（てんせい）	肘を曲げた状態で肘頭から指1本分上にあるツボ。	首・肩こりに効果がある。

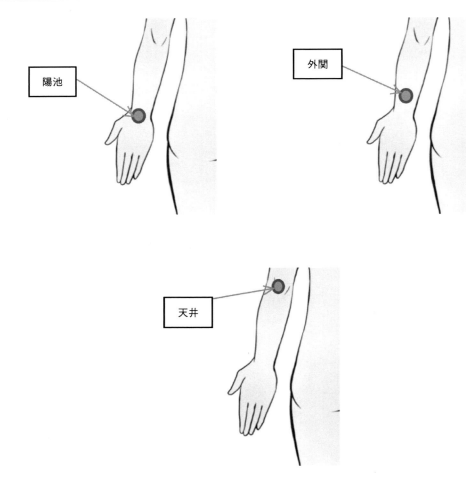

三焦経に属する経穴の図

③小腸経のライン（腕の陽経の内側部）

　肩後面部のチェックポイントに特に反応が強く現れている場合には、小腸経のラインや小腸経に属する経穴を刺激します。

経穴（ツボ）	位置	効能
後谿 （こうけい）	軽く拳を握って小指の付け根にあるツボ。	後頚部のコリに効果がある。
陽谷 （ようこく）	手首の小指側の窪みにあるツボ。	後頚部のコリに効果がある。
支正 （しせい）	前腕後面内側部にあり、肘と手首の中点から指1本分下にあるツボ。	後頚部のコリに効果がある。

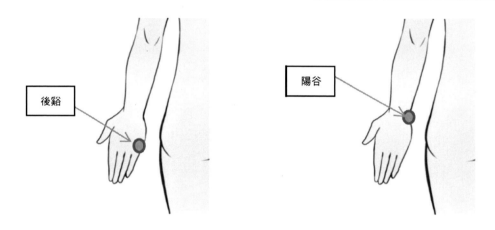

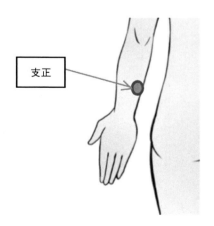

小腸経に属する経穴の図

以上が、経絡ハンドトリートメントを行う前のチェックポイントとそれに対応する経絡、経穴の紹介になります。ここで紹介した経穴は、単体で使用しても効果のあるツボです。首、肩を3つのラインに分けて確認を行い、どのポイントに最も強いコリや反応が現れていたかによって刺激を加える経絡と経穴を選択します。また施術後にもう一度、チェックポイントの反応や変化を確認することで、お客様にも身体の状態がどのように変化したかを体感して頂ける一つの要素になると思います。

それではここからは、経絡ハンドトリートメントの手順について説明をしていきます。今回ご紹介する経絡ハンドトリートメントは、鍼灸院以外の美容室やサロンなどでも行えるようにお客様がセット椅子に座っている状態を想定して施術を組み立ててあります。また経絡ハンドトリートメントの手順に加えて、お客様の首、肩周りの状態に合わせて前腕の経穴刺激を行うことで遠隔的にアプローチできる技術に仕上げました。この技術は美髪鍼の補助的な施術となるため、手軽に施術が受けられるよう施術時間を左右併せて20〜30分程度に組み立ててあります。

それでは経絡ハンドトリートメントの手順についてご紹介したいと思います。

第6章　経絡トリートメント　113

5. 経絡ハンドトリートメントの手順

①オイルの塗布

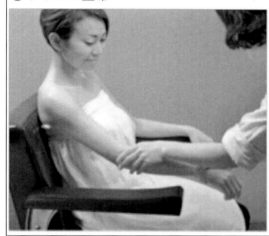

＜施術方法＞
オイルを術者の手全体につけ、お客様の前腕全体に塗布します。前腕部の外側と内側に手をしっかりと密着させながらオイルを腕全体になじませます。

②大腸経のライン

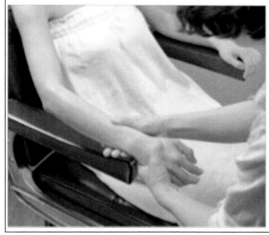

＜施術方法＞
前腕部の外側で親指側にある大腸経を刺激します。陽谿穴から曲池穴に向かって拇指の腹で滑らすようにラインを刺激していきます。

※3～5回刺激を行います。

缺盆穴や首肩の前面部にコリがある人には、ここで経穴の圧迫を加えます。

※　施術の流れ②の陽谿穴の位置：手首の後面にあって、親指側の窪みに取る。

③三焦経のライン

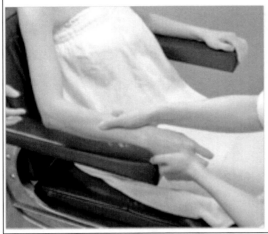

<施術方法>
前腕部の外側で中央にある三焦経を刺激します。陽池穴から天井穴に向かって拇指の腹で滑らすようにラインを刺激していきます。

※3～5回刺激を行います。

肩井穴や首肩の中央部にコリがある人には、ここで経穴の圧迫を加えます。

④小腸経のライン

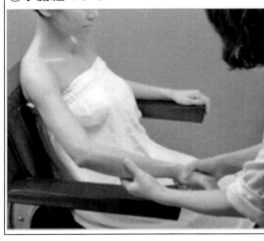

<施術方法>
前腕部の外側で小指側にある小腸経を刺激します。陽谷穴から小海穴に向かって拇指の腹で滑らすようにラインを刺激していきます。

※3～5回刺激を行います。

肩外兪や首肩の後面部にコリがある人には、ここで経穴の圧迫を加えます。

※　施術の流れ④の小海穴の位置：肘のでっぱりから内側の窪みに取る。

⑤肺経のライン

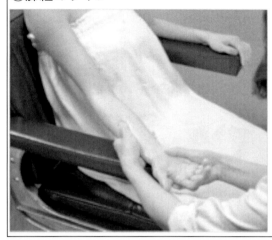

<施術方法>
前腕部の内側で親指側にある肺経を刺激します。太淵穴から尺沢穴に向かって拇指の腹で滑らすようにラインを刺激していきます。

※3〜5回刺激を行います。

※　施術の流れ⑤の太淵穴の位置：手首の前面にあって、親指側の窪みに取る。
　　　　　　尺沢穴の位置：肘を軽く曲げて、触れる腱の外側の窪みに取る。

⑥心包経のライン

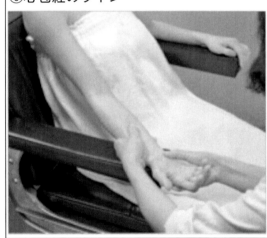

<施術方法>
前腕部の内側で中央にある心包経を刺激します。大陵穴から曲沢穴に向かって拇指の腹で滑らすようにラインを刺激していきます。

※3〜5回刺激を行います。

※　施術の流れ⑥の大陵穴の位置：手首の前面中央にとる。
　　　　　　曲沢穴の位置：肘を軽く曲げて、触れる腱の内側の窪みに取る。

⑦心経のライン

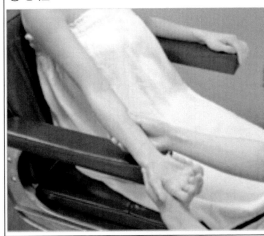

＜施術方法＞
前腕部の内側で小指側にある心経を刺激します。神門穴から少海穴に向かって拇指の腹で滑らすようにラインを刺激していきます。

※３～５回刺激を行います。

※　施術の流れ⑦の神門穴の位置：手首の前面にあって、小指側の窪みに取る。
　　　　　　　　少海穴の位置：肘を軽く曲げて出来るシワの内側の端と肘の骨の間に取る。

⑧手のひらの揉捏

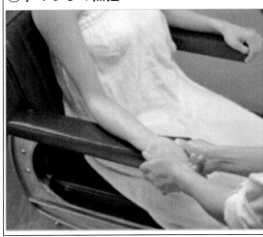

＜施術方法＞
お客様の手のひらを上に向けた状態で、術者は薬指と小指で、お客様の親指と小指を挟むように持ちます。左右の拇指を使って手のひらを中心から外側に開くように刺激をしていきます。

拇指球は特に凝っている人がおおいので念入りにほぐします。

第6章　経絡トリートメント　117

⑨労宮穴への指圧

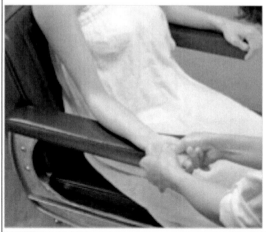

<施術方法>
左右の拇指を重ねて労宮穴を3～5回ほど指圧します。

<経穴の位置>
手のひらのほぼ中央の位置に取る。

⑩手の甲の揉捏

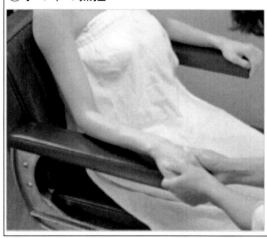

<施術方法>
お客様の手の甲を上に向けます。術者は拇指を使って手の甲を中心から外側に開くように刺激をしていきます。

⑪手指の二指揉捏

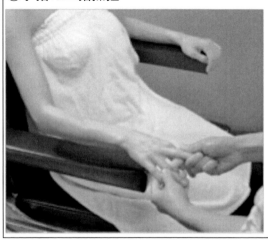

<施術方法>
指の二指揉捏を行います。お客様の指を人差し指と親指で挟むように持ちます。指の付け根から指先に向かって引くように刺激を加えます。親指から1本ずつ小指まで同じように行います。

⑫手の甲の手掌軽擦

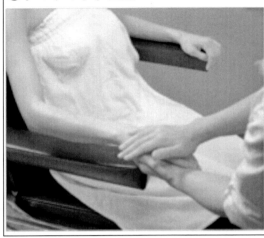

<施術方法>
お客様の手の甲を上に向けます。術者は、手のひら全体でお客様の手の甲を包むように軽擦を行います。

⑬手のひらの手掌軽擦

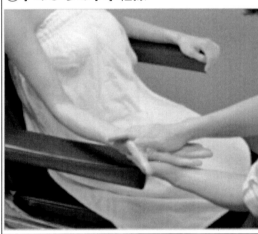

<施術方法>
お客様の手のひらを上に向けます。術者は、手のひら全体でお客様の手のひらを包むように軽擦を行います。

⑭合谷穴への指圧

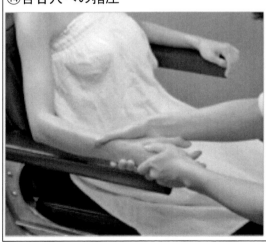

<施術方法>
合谷穴に拇指を当て、ゆっくりと圧を加えます。呼吸に合わせて3〜5回刺激を加えます。

<経穴の位置>
親指と人差指の付け根の骨の分かれ際のところに取る。

第6章　経絡トリートメント　119

⑮前腕部全体の軽擦

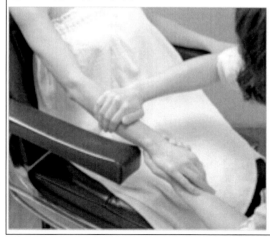

＜施術方法＞
前腕部の外側と内側を全体的に擦ります。
この時に腕の筋肉がほぐれているか全体的にチェックを行います。

⑯ホットタオルでの拭き取り

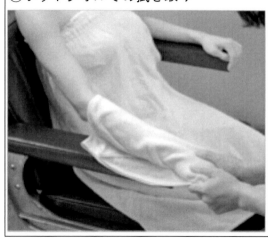

＜施術方法＞
ホットタオルでマッサージした腕を包み、オイルを拭き取ります。
反対側の手も同様に①～⑯までの工程を行います。

　以上が経絡ハンドトリートメントの手順になります。
　今回ご紹介した経絡トリートメントは、鍼灸師と美容師が美しい髪をお客様に提供するという目的を基に、双方がアイデアを出し合い、構築された技術です。施術の中心は美髪鍼になりますが、それを補助する技術を加えることでお客様に対して総合的なサポートを行うことが出来ます。この技術を習得することは、普段経絡の走行や経穴を取穴している鍼灸師であれば、すぐに実践することは可能だと思います。また経絡に対応した経穴に関しては、ここでご紹介した経穴以外にも選択肢を増やすことでより高い効果を目指すことも出来ると思います。鍼の施術に加えて、鍼灸院でこの施術を取り入れることは、お客様の満足度の向上につながり、また鍼灸院に訪れて頂くためのきっかけにもなればと考えています。
　セラピストについては、この技術を習得することは繰り返し練習を重ねていけばそう難しいことではありません。しかし効果を出せるようになるには、まず経穴をしっかりと捉えられること

や、適度な刺激量の調整を行えることが重要となり、それにはある程度の経験が必要になるでしょう。その上でお客様のお悩みに対応し、喜んで頂ける施術を提供するには、中医学の知識も必要になると思います。実際にこの技術を取り入れている美容室でも、中医学の勉強会を開催し、経穴の取り方などの練習を行ってきました。もし既に何らかのハンドトリートメントの技術を取り入れているサロンであれば、普段行っている施術の中に、頚部や肩に対応した経穴の刺激を取り入れるだけでも、お客様のお身体の状態に合わせた施術を行うことが可能であり、さらに効果も期待することが出来ると考えています。

　是非、この経絡トリートメントを参考にそれぞれの施術の中でこれらの考え方や手技を取り入れていただければと思います。

第7章

美しい髪のためのアドバイス

1. 中医学的な分類とカウセリング

　お客様の体質に合わせたアドバイスを行うためには、まず体質の分類を行わなければなりません。美容鍼灸師の場合、美髪鍼の施術の際に、四診に基づくカウンセリングによって体質の分類を行います。しかし美容師やセラピストの場合は、中医学の専門的な知識と経験が十分ではないためお客様の状態に合わせた体質の分類を行うことは難しいと言えます。そのため美容師またはセラピストでも中医学に基づいたカウンセリングを取り入れられるように、ここでは気血水の理論を簡略化したカウンセリングシートの使い方をご紹介します。気血水の理論とは、人間の体を構成する物質のほとんどが気・血・水の3つから構成されていると言う考え方です。この3つのバランスが整っていると健康であり、バランスが崩れると身体に不調を感じるようになります。この気・血・水のバランスを見ることで中医学的な体質の分類に合わせた健康に対するアドバイスを行うことができます。美容師やセラピストの場合は通常行っているカウンセリングの際に、頭皮の状態チェック（乾燥・脂症・敏感などの判断）や、現在使用しているシャンプーやお手入れなどのチェック、肩や首のコリの状態などと併せてチェックシートを活用すると良いと思います。

(1) 気血水（津液）の働き

　今回は、気血水の理論を用いてお客様の体質を、気のタイプ、血のタイプ、水のタイプに分類します。中医学のカウンセリングシートを用いてお客様の身体の状態を把握するには、「気」・「血」・「水」の3つのタイプについて、その働きを知らなければなりません。ここでは簡単に、気・血・水の働きについて説明を行います。

①気の働き

　気の働きには多くの役割があります。人体の生命活動や生理活動の多くは、気の働きが担っています。気には身体を動かすことで熱を生産する温煦作用や外邪から身を守る防御作用、血や体液をコントロールする固摂作用などがあります。

②血の働き

　血の働きとしては、全身に栄養を運ぶ働きと、精神活動などがあります。血液が不足したり、流れが悪くなると精神面にも影響が現れてくると考えられています。

③水の働き

　中医学では水分を津液といい、気や血と同様に人体の生命活動に欠かせないものです。全身をくまなく巡り、身体の組織を潤しています。体内の不要なものを汗や尿として排出する役割も持っています。

　このように中医学の理論を身に付けるには、多くの知識が必要になります。ここでは気血水がそれぞれどのような役割や働きを持つのかを少しでもイメージできるようになることが大切です。お客様にカウンセリングを行った際、その症状がどのような体質に分類されるのか、少しずつ結びつけられるようにしましょう。今回は、お客様の体質を5つのタイプに分けます。気のタイプは、気虚と気滞、血のタイプは、血虚と瘀血のそれぞれ2つに分けます。これに水のタイプである陰虚（水分不足）を加えて5つになります。カウンセリングシートの内容に合わせてお客様のタイプに合ったセルフケア法、養生法などを提案することで、より一層高い効果が得られると考えています。

(2) 中医学的カウンセリングシートの活用法

　それでは、中医学のカウンセリングシートの内容をご紹介します。チェック項目はそれぞれ5つのタイプに特に現れやすい症状を挙げています。お客様がその中のどのタイプに分類するかをチェックします。体質による症状はこの他にもありますが、あまりチェック項目が多すぎると、初診のお客様に時間がかかってしまうことや、分類が多岐に渡ってしまうため、1つの体質に対して8～10個程度の項目が良いと思います。今回は体質に加えて髪の症状も加えているためそれぞれ9個の項目を使用しています。もし興味がある方は更に知識を深めて頂き、新たな項目を加えたり、省いたりすることでオリジナルのカウンセリングシートが出来ると思います。是非チャレンジしてみてください。それでは、基本的な症状別の分類をご紹介したいと思います。その後、気虚のタイプ、気滞のタイプ、血虚のタイプ、瘀血のタイプ、陰虚のタイプ毎に、それぞれの体質の特徴と、養生法、ツボを使った健康法、積極的に摂取した方が良い食材や、控えた方が良い食材などをご紹介します。

第7章　美しい髪のためのアドバイス　123

2. 中医学的カウンセリングシートの紹介

体質	症状	チェック欄
気虚	呼吸が浅く、息切れしやすい。	
	汗をかきやすい。	
	疲れやすい。	
	無力感を感じる。	
	立ちくらみがある。	
	話すのがおっくうになる。	
	風邪をひきやすい。	
	枝毛や抜け毛が多い。	
	頭皮がブヨブヨしている。	

体質	症状	チェック欄
気滞	ストレスがたまりやすくイライラしやすい。	
	気分が落ち込みやすい。	
	ゲップが出ることが多い。	
	口の中が苦く感じる。	
	喉がつまるような感じがする。	
	ためいきをつきやすい。	
	お腹が張って、苦しくなることがある。	
	白髪が目立つ。	
	頭皮は硬く緊張している。	

体質	症状	チェック欄
血虚	顔色が青白い。	
	めまいや立ちくらみがある。	
	動悸を感じることがある。	
	熟睡できない。	
	月経量が少なく、遅れることが多い。	
	爪や唇の色が薄い。	
	髪がパサついている。	
	髪にハリやコシがない。	
	枝毛や抜け毛が多い。	

体質	症状	チェック欄
瘀血	顔色が悪い。	
	爪や唇が青紫色になりやすい。	
	目の下にクマができやすい。	
	気づかないうちに青あざができていることが多い。	
	肌が乾燥しやすく、ガサガサしている。	
	月経量が少なく、月経時に血の塊がでることがある。	
	髪がべたついている。	
	刺すような痛みがある。	
	頭皮が乾燥している。	

体質	症状	チェック欄
陰虚	口、喉が乾き、肌が乾燥することが多い。	
	顔や手足がほてることが多い。	
	寝汗をかくことが多い。	
	尿の色が濃く、尿量も少ない。	
	硬い便がでることが多い。	
	身体が痩せている。	
	熟睡が出来ずに夢を多くみる。	
	皮脂分泌が多い。	
	髪がパサついている。	

　以上が、気血水の5つの体質に分類するためのチェックシートになります。チェックシートではお客様のチェックが一番多かった項目を現在のお客様の体質と判断します。これらの体質によってそれぞれアドバイスも異なります。

　このチェックシートは中医学の理論をもとに、美容師の髪に対する経験を加え、さらに数年間の検証の結果を基に分類しています。お客様がチェックした項目と実際に術者が髪や頭皮の状態をよく確認した結果に基づいてお客様の体質を判断します。チェックシートの項目は重複しているものもありますし、チェック内容によっては、一つに絞れない場合もあります。最初は鍼灸師と相談をしてどの体質でアドバイスを進めていくか一緒に考えていくと良いと思います。経験を積むことでいずれそのような判断が出来るようになります。

3. 中医学的な5つの体質分類によるアドバイス

⑴ 気虚タイプ（気の不足）
　気虚とは、元気がない、力がないなど身体を動かすエネルギーが足りなくなってしまった状態を言います。原因としては睡眠不足や過労によるものが多いようです。そのため気を補ってあげることが大切になります。ある程度は十分な睡眠をとることで補うことができます。そのためなるべく7時間程度の睡眠時間を続けて取るようにしましょう。

・気虚の養生法
「気虚のタイプ」の方におすすめの養生法は呼吸法です。普段何気なく無意識に行っている呼吸に少し意識をおき、深呼吸を行ってみましょう。大きく、深い呼吸を行うことで多くの酸素を取り入れ、気を補い、気の流れを良くすることができます。

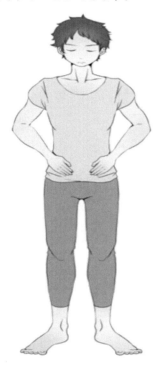

〈呼吸法のポイント〉
　リラックスできる服装で呼吸法を行います。足は肩幅くらいに開いて立ちます。頭にある百会穴から背骨を通ってまっすぐ一本の柱が立っているようなイメージで背筋を伸ばします。
　肩の力を抜いて手のひらは、お腹の関元穴、気海穴あたりをそっと触れます。手のひらを当てた部位に空気が届くようなイメージでゆっくり息を吸います。その後、手のひらから空気が全身を巡るようなイメージで息を吐きます。これをゆっくりと数回行うようにしましょう。

・気虚のツボ健康法

　気虚の場合は、気を補う効果のあるツボを刺激します。

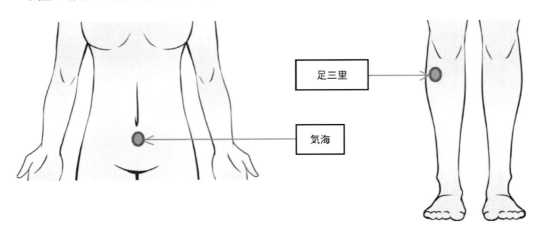

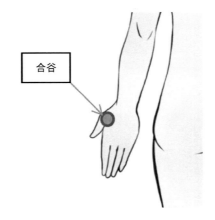

・経穴の位置と効果

　　気海　　：おへそから指１本半分下にあるツボ。
　　　　　　　気を生み出す働きがあります。（消化器系、生殖器系の症状の改善）
　　足三里　：膝のお皿の外側にあるくぼみから指４本分下にあるツボ。
　　　　　　　元気になります。（消化器系の症状の改善）
　　合谷　　：手の親指と人差し指の付け根にある骨が交わるところにあるツボ。
　　　　　　　気の生成を助け、気の流れを良くします。（頭顔面部のトラブルの改善）

・おすすめの食材

　気虚の場合は、胃腸の働きを整えて気を補う食材を摂るようにします。
　山芋、長芋、自然薯などのイモ類は胃腸を整えて気を高めます。鶏肉、牛肉、うなぎ、はちみつ、たまごなどは気を充実させる食材です。身体を温める食材としては、クルミ、生姜、栗など

第7章　美しい髪のためのアドバイス　127

が適しています。大豆などの豆類、納豆、豆腐などは胃腸の働きを高めます。

・控えた方が良い食材
　冷たいものや、生もの、水分の多いものは身体を冷やすため控えるようにします。また胃腸が弱っているので甘い物・辛いものは摂り過ぎないように心がけましょう。

(2) 気滞タイプ（気の滞り）
　気滞とは、なんらかの原因によって気のめぐりが悪くなった状態を言います。一番多い原因は、心配事やストレスなど精神的な影響によるものです。その他には飲食の不摂生などが挙げられています。気滞タイプの方は、平素からこまめに気分転換やリラックスをはかるように心がけましょう。

・気滞の養生法
「気滞のタイプ」の方におすすめの養生法は「芳香浴」です。精神的に疲れているときは神経が過敏になりがちです。このような時は、アロマ効果でリラックスすることをお勧めします。また強い香りは、気を散らす効果があります。芳香浴の場合は、効果を気にして選ぶよりも、好きな香りを選んだ方がリラックス出来るようです。

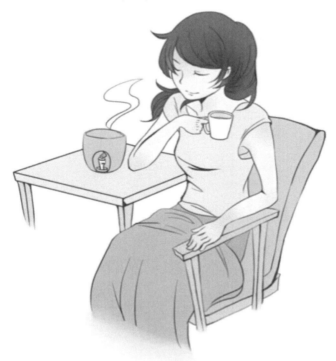

〈芳香浴のポイント〉
　芳香浴には、アロマポットやディフューザーを使用するなどいくつかの方法がありますが、お

部屋をお気に入りの香りで満たすことでリラックスした時間を過ごすことが出来ます。気滞に良いエッセンシャルオイルは、ペパーミント、ラベンダー、ローマンカモミール、クラリセージなどが挙げられていますので試してみて下さい。

・気滞のツボ健康法
　気滞の場合は、気を巡らす効果のあるツボを刺激します。

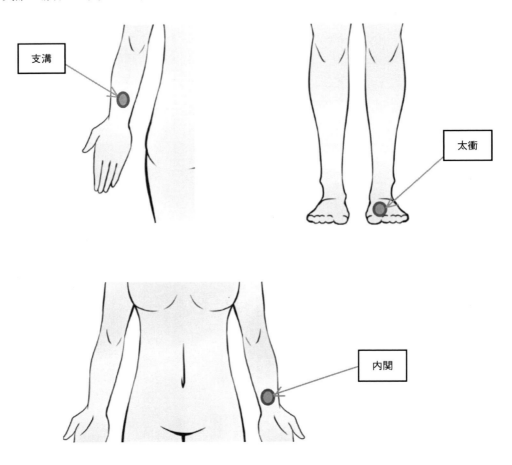

・経穴の位置と効果
　支溝　：腕の外側にあって手首から指4本分上の中央にあるツボ。
　　　　　気の流れを良くしてくれます。（婦人科系、消化器系の症状の改善）
　内関　：腕の内側にあって手首から指3本分上の中央にあるツボ。
　　　　　気の流れを良くし、内臓の調子を整えてくれます。（吐き気や嘔吐などの消化器系の症状の改善）
　太衝　：足の親指と人差し指の骨の間にあるツボ。
　　　　　気の流れを調節してくれます。（気の調整、婦人科系の症状の改善）

・おすすめの食材

　気滞の場合は、気を巡らし、気持ちを落ち着かせる食材を摂るようにします。

　香りの強い野菜の紫蘇、香菜、ラッキョウなどは気の巡りを良くします。または香りの強いハーブのジャスミンやミントはイライラを収め、精神を落ちつかせてくれます。

・控えた方が良い食材

　頭痛が強い時に辛いもの、お腹が張っているときにイモ類を摂るのは控えるようにしましょう。

⑶ 血虚タイプ（血の不足）

　血虚とは何らかの原因によって、血が不足した状態をいいます。原因として偏食や食生活が単調の人は血を作る力が低下しやすく、血が不足する傾向にあります。また。女性の場合は生理による出血があるため血虚になりやすいといえます。血虚タイプの方は、血の原料となる食べ物と水分を多く摂取するように心がけましょう。

・血虚の養生法

　血虚タイプの方にお勧めの養生法は「ウォーキング」です。「血」は東洋医学で陰と陽に分類すると、陰に属します。つまり、血の成分は水に属し、「血の病」は、体の水分量と深く関係します。ですから、水分を多く摂取するように心がけましょう。また胃腸が弱い傾向にあるため、胃腸を丈夫にして筋力をつけるために、軽めのウィーキングをお勧めします。

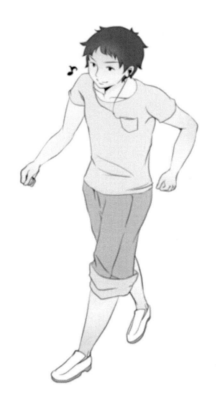

〈ウォーキングのポイント〉
　血虚の方のウォーキングの場合、水分をしっかりと取り、無理をしないことが大切です。血を作るには栄養も必要ですが、全身に血液を巡らすだけの筋肉も必要になってきます。そのため少しずつでも体力と筋力をつけるように意識しましょう。ウォーキングは２０分程度が良いと言われていますが、身体をしっかりと動かすように意識をすればもっと短い時間からでも構いません。自分のペースに合わせて継続してみて下さい。

第7章　美しい髪のためのアドバイス　131

・血虚のツボ健康法

血虚の場合は、血を補う効果のあるツボを刺激します。

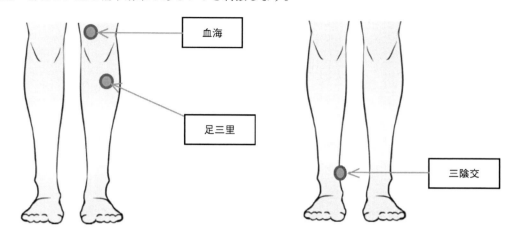

・経穴の位置と効果

　足三里　：膝のお皿の外側にあるくぼみから指4本分下にあるツボ。
　　　　　　元気になります。(消化器系の症状の改善)
　三陰交　：内くるぶしから指4本分上で骨の際にあるツボ。
　　　　　　婦人科系の症状を緩和します。(消化器系、生殖器系の症状の改善)
　血海　　：膝のお皿の内側上際の角から指3本分上にあるツボ。
　　　　　　不足した血を補ってくれます。(婦人科系の症状の改善　蕁麻疹などの皮膚疾患の
　　　　　　改善)

・おすすめの食材

　血虚の場合は、肝の働きを高め、血を作るための食材を摂るようにします。

　なつめ、レーズン、プルーンなどのドライフルーツや、豚レバー、鶏もつ、まぐろ、ほうれん草などには造血作用があると言われています。また、牡蠣、シジミ、アワビなどの貝類と落花生、胡麻、クコの実などは血を作る肝の働きを強くします。

・控えた方が良い食材

　胃腸の活動が低下しているため、刺激の強い辛い物や甘いものは避けましょう。また身体を冷やしやすい冷たい飲み物、生もの、水分の多いものも控えましょう。

(4) 瘀血タイプ (血の滞り)

　瘀血とは何らかの原因によって血液がどろどろの状態になり滞っている状態を言います。水分が不足して血が濃くなったり、冷えによって血の流れ自体が悪くなることで起こります。瘀血の方は、水分の不足を補うために水分を多めに取り、身体を冷やさないように気を付けましょう。

・瘀血の養生法

　瘀血の体質の方にお勧めなのが「半身浴」です。本来は血液がドロドロしているため運動をした方が良いのですが、急に運動を始めると身体に負担がかかります。そのため軽くストレッチをした後に半身浴でゆっくりと身体を温めて血行を良くしましょう。

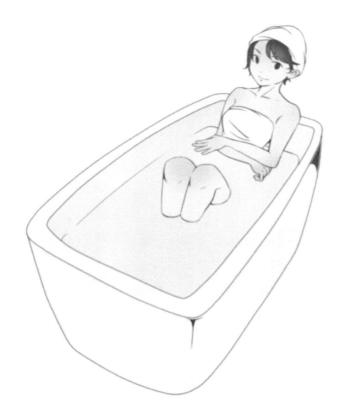

〈半身浴のポイント〉

　半身浴を行う時には、お水を一杯飲んでからお風呂にはいります。お湯の温度は体温よりすこし高めの38℃から40℃くらいで、通常のお風呂よりはぬるめにします。お湯につかるのは下半身のみです。入浴する前のかけ湯も下半身だけにして上半身は濡らさないようにします。入浴時間は20〜30分程度が良いと言われています。

　※体調が崩れるようでしたら無理をせずに上がるようにしましょう。

第7章　美しい髪のためのアドバイス　133

・瘀血のツボ健康法

　瘀血の場合は、血の巡りを良くするのに効果のあるツボを刺激します。

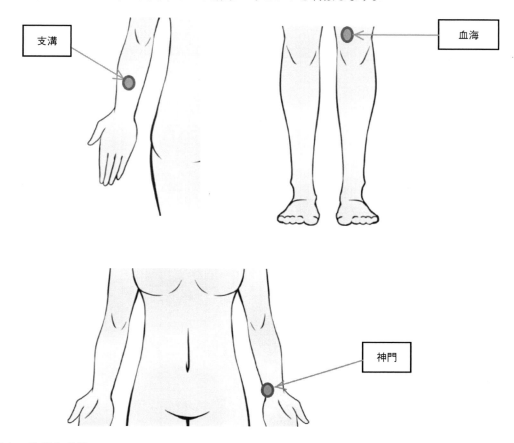

・経穴の位置と効果

　支溝：腕の外側にあって手首から指4本分上の中央にあるツボ。
　　　　気と血の流れを良くしてくれます。（婦人科系、消化器系の症状の改善）
　血海：膝のお皿の内側上際の角から指3本分上にあるツボ。
　　　　血の流れを良くしてくれます。（婦人科系の症状の改善、蕁麻疹などの皮膚疾患の改善）
　神門：手首の内側、小指側の腱の内側にあるツボ。
　　　　血の流れを良くしてくれます。（循環器系、呼吸器系、婦人科系、消化器系の症状の改善）

・おすすめの食材

　瘀血の場合は、血の巡りを良くするための食材を摂るようにします。

　タマネギ、ラッキョウ、春菊や鮭、イワシ、アジなどのお魚は血液をサラサラにする浄血作用があると言われています。韮、ニンニク、チンゲン菜、ほうれん草などは血液の流れを良くする効果があるので積極的に摂取するように心がけましょう。

・控えた方がよい食材
　動物の脂や乳製品、味の濃いものは血の質を濃くしてしまうので避けるようにします。冷たい飲み物などは身体を冷やすのでなるべく控えるようにしましょう。

(5) 陰虚タイプ（水分不足）
　陰虚とは、身体に必要な水分が足りなく身体の熱が強くなってしまう状態を言います。加齢による水分不足や更年期の女性などに起こりやすいと言われています。陰虚の方は、水分をよく摂取するようにし、体内に余分な熱がたまらないように心がけましょう。

・陰虚の養生法
　陰虚のタイプの方にお勧めなのは水中運動です。最近は温水プールも増えており身体を冷やさずに水中運動を行うことが出来るようになりました。最初はプールの中を歩くだけでも構いません。慣れてきたら体操を行ったり、泳いだり、と少しずつ体質を改善していくと良いと思います。また陰虚の場合は、体内に熱が発生し、水分の不足が考えられます。体内の熱を取り除くことと、水分を補うことを心掛けましょう。

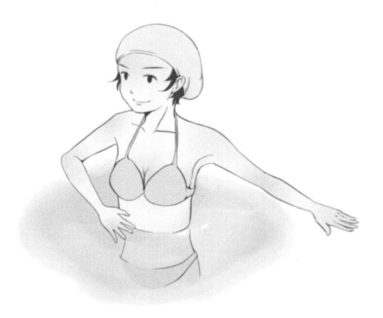

〈水中ウォーキングのポイント〉
　水中ウォーキングの良いところは、水の浮力によって身体にかかる負担が少なく運動が出来ることす。ですが、水の抵抗によって慣れるまではうまく歩けません。歩き方のポイントとしては、大腿をしっかりとあげて踏み出し、かかとから着地するようにして、足裏全体でプールの底をキープします。ゆっくりと呼吸に合わせて無理をせず行いましょう。

・陰虚のツボ健康法

陰虚の場合は、体内の陰分を補い余分な熱を取るのに効果のあるツボを刺激します。

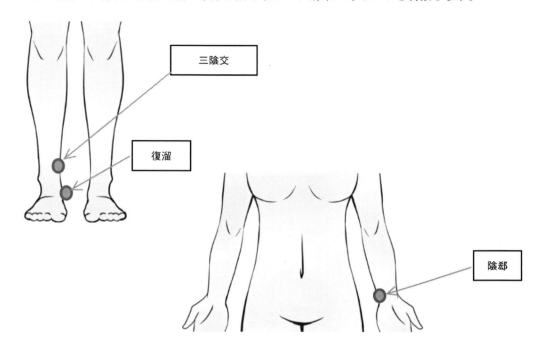

経穴の位置と効果

　陰郄　：神門穴から指半分上にあるツボ。
　　　　　陰分を補い、熱を下げる働きがあります。（婦人科系、循環器系、泌尿器系の症状の改善）
　復溜　：内くるぶしとアキレス腱の間から指3本分上にあるツボ。
　　　　　不足している陰分（水分）を補ってくれます。（婦人科系、泌尿器系の症状の改善）
　三陰交：内くるぶしから指4本分上で骨の際にあるツボ。
　　　　　不足している陰分（血分）を補ってくれます。（婦人科系、消化器系の症状の改善）

おすすめの食材

　陰虚の場合は、陰を補い、潤いを与えるものや、熱を取り除く食材を摂るようにします。

　山芋、アスパラガス、あさり、白きくらげ、オクラには、陰を補い、潤いを与える効果があります。緑豆、セロリ、きゅうり、冬瓜、豆腐などは余分な熱を取り除く作用があると言われているため積極的に摂取するように心がけましょう。

控えた方が良い食材

　唐辛子、胡椒、からし、山椒などの香辛料や刺激物は、熱を産生し、水分を奪ってしまうため避けるようにしましょう。

以上が、気・血・水に分類した中医学的な体質別のアドバイスになります。普段ちょっとした
ことにも気を付けることによって、健康管理につながります。また食材については通常、単体で
摂取することはありません。大切なのは栄養のバランスを考えて３食きちんと食べることです。
その上で今回ご紹介した体質別のおすすめの食材を少しずつ取り入れることが出来れば、様々な
症状の改善の手助けになると思います。養生法や食材についてはまだまだたくさんあるのでご興
味がある方はさらに知識を増されることをお勧めします。

　ここまで、美容師やセラピストがお客様の体質を中医学的に分類し、それぞれの体質に合わせ
たアドバイスを行う方法までをご紹介させて頂きました。最後に、鍼灸師やセラピストがアドバ
イスを行うために必要な髪の洗い方についてご紹介したいと思います。

4. 頭皮のシャンプーケアの仕方

　お客様が髪や頭皮に対して日常的に行っているケアの中で最も一般的なものは洗髪です。通常、
髪を洗う時にはシャンプーを使用しますが、シャンプーの主な目的は、髪に付着する外的な汚れ
と内的な汚れを落とす役割があります。外的な汚れとは、主にスタイリング剤、排気ガスなどが
あり、内的な汚れとは汗や余分な皮脂、フケなどを指します。これらをしっかりと落とし、頭皮
を清潔に保つことが洗髪の大事な役割になります。またシャンプーを正しく行うことで、頭皮の
代謝を促進し血流を良くすることで髪に必要な栄養の吸収などを促します。通常、毛髪の汚れな
どはお湯で洗うだけでも落ちるのですが、皮脂やスタイリング剤については油性のためお湯だけ
では落とせません。そのためシャンプー剤を使用した洗髪を行うことが必要になります。

　シャンプー剤の成分は、化粧品と同じく経皮吸収されます。皮膚から吸収された成分は肝臓や
女性ホルモンにも影響を与えるので、自分の体質に合った物を選ぶことも大切なアドバイスにな
ると思います。また髪のケアを考えるときには当然、髪に対して意識をされる方は多いと思いま
すが、頭皮に対して意識する方は少ないように感じられます。頭皮は毛髪を作り上げているため、
シャンプーの際には髪よりも頭皮をしっかりと洗うことがとても大切になります。ここでは美し
い髪を目指すためのシャンプーの仕方についてご紹介させて頂きます。

(1) 美しい髪を目指すための正しい髪の洗い方４つのポイント

①髪をゴシゴシ洗うと摩擦によりキューティクルが損傷しやすくなるため、髪の毛は泡で包むよ
うにして優しく洗います。

②頭皮は汗や皮脂分泌が多いため、しっかり洗浄しないとフケや痒みの原因となります。そのた
め髪よりも頭皮をしっかりと洗う必要があります。

③シャンプー剤の残留は、頭皮の角化異常（フケ過多など）や髪のたんぱく質を破壊する原因となるため、しっかりとすすぎを行います。

④髪をしっかり乾かします。自然乾燥は頭皮に雑菌が繁殖し、肌トラブルや髪の乾燥、枝毛の原因にもなるため、洗髪の後はタオルで水分を拭き取り、しっかりとドライヤーで乾かします。

　この４つを守ることで、「素髪感」を実感することが出来るようになります。

⑵ 美しい髪を手に入れるためのシャンプーの仕方

①ブラッシング
　シャンプーを行う前に軽くブラッシングを行います。ブラッシングは洗髪の際に、髪のもつれをほぐし、髪についた埃やスタイリング剤、頭皮にこびりついている角質などを除去しやすくするために行います。最初は毛先の方から少しずつとかしていきます。
　（ブラッシングに使用するブラシは豚毛などの動物毛タイプが静電気を防ぎ、頭皮を傷つけないのでお勧めです）。

②お湯の適温
　熱いお湯で髪を洗うと気化現象が起こりやすく水分が蒸発し乾燥しやすくなります。温度は約37 ～ 40℃くらいのお湯で、ちょっとぬるいかなと感じるくらいが理想的です。特に脂症の方は、熱いお湯で髪や頭皮を洗うと皮脂が過剰に出やすくなるため注意が必要です。

③プレシャワーリング
　シャンプーを行う前に髪を濡らします。シャワーヘッドをなるべく頭皮に近づけると水圧によって毛穴の汚れが浮きやすくなります。しっかりと髪を濡らしてあげることで髪が膨潤すると、髪についた汚れやスタイリング剤などの不純物が落ちやすくなります。この時点で髪の汚れや埃などはかなり除去できます。

④プレシャンプー
　最初のシャンプーでは髪の汚れを浮き出させます。シャンプー剤を手に取り、手で軽く泡立てた後に髪を包むようにして洗い、かるく流します。（シャンプー剤の量はショートヘアの方で100円玉程度、ロングヘアの方だと、500円玉くらいが目安です。）

⑤本洗い

　次は本洗いです。シャンプー剤を手に取り泡立てた後、今度は地肌全体につけます。指腹を地肌にしっかりと当てて、円を描くように髪の生え際から頭頂部にむかってマッサージするような感覚で頭皮を洗っていきます。しっかりと刺激することで、血行が良くなり毛穴の奥の汚れも浮き出て髪に栄養が行きわたりやすくなります。（爪を立てたり、ゴシゴシと強く洗うと頭皮を傷つけやすくなりますので注意が必要です）。

⑥アフターシャワーリング

　シャワーをしっかりと地肌にあてて、指腹で頭皮を細かく上下させながら、しっかりとすすぎましょう。髪を洗った倍の時間をかけてすすぎます。この際、出来れば頭を上に向けてシャワーですすぐと、シャンプー剤やトリートメント剤が地肌に残りにくく、髪への摩擦感も減ります。またシャンプー剤が顔につかないことで肌トラブルも防ぎやすくなります。洗い上がりの髪は、お肌と同じく「キュッ、キュッ」という手触りが理想的です。

⑦トリートメント

　健康な方は通常リンスだけで十分ですが、カラー毛、パーマ毛の方はトリートメントをお勧めします。毛先からトリートメント剤をつけて、櫛でとかします。とかすことによってトリートメント剤が内部に浸透しキューテクルが整いやすくなります。トリートメント剤を髪に塗布してから２〜３分そのままにしておきます。ダメージが激しい方や、静電気が起きやすい方にはリンスをトリートメント剤の上からつけるとまとまり感がでて効果的です。

⑧タオルドライ

　タオルで頭をくるみます。タオルの上から頭皮に指の腹を軽く当てて水分がタオルに吸収するように小振りに前後に動かします。次に手のひら全体で包み込むように抑えながら水分を拭き取ります。髪の長い人はタオルで髪を挟み込み両手で「トン、トン」と軽く毛束を叩くように拭き取ります。タオルはマクロファイバーのものが吸水性に優れており、お勧めです。

⑨乾燥

　目の粗い櫛で毛先からとかします。指で髪の根元を持ち上げながら、ドライヤーを15〜20センチほど離したところから、左右に振りながら軽くブローして乾かしていきます。ブローすることにより、キューティクルも引き締まり、髪に艶がでてきます。髪を洗ったらなるべく早く乾かすのがポイントです。頭が冷えず、毛穴やキューティクルが引き締まり水分が保持できる状態を保つことができます。自然乾燥、ストーブ、扇風機などを使った乾燥では、キューティクルが開いたままの状態のため、髪に必要な水分はどんどん外に蒸発してしまいます。少し手間かもしれませんがドライヤーを使って髪を乾すように心掛けましょう。

⑩朝のシャンプー

　朝のシャンプーは、洗髪後にすぐ外出したりする場合が多く、紫外線や外気の影響によってダメージを受けやすくなるためお勧めはしません。どうしても朝、シャンプーをする場合は、ブロー後に洗い流さなくてもよいトリートメント剤などで髪を保護することをお勧めします。

　日常のヘアケアとして髪の洗い方についてご紹介をさせて頂きました。頭皮や髪の状態を正常に保ち、美しい髪を目指す施術を提供するのであれば、様々な知識を身に付け、アドバイスが出来ることも大切になります。髪の洗い方については美容師のアドバイスを元にご紹介させて頂きました。鍼灸師は普段学ぶことがない知識ですので覚えておくと良いと思います。

索　引

〔アルファベット〕
PUVA療法　76
〔ア〕
朝のシャンプー　139
足三里　24, 126, 131
頭臨泣　47, 50
アフターシャワーリング　138
〔イ〕
委中　40
陰虚　124
陰虚タイプ　134
陰郄　135
〔エ〕
栄養障害による脱毛症　75
益気補血　68
円形脱毛症　73
〔オ〕
瘀血　81, 124
瘀血タイプ　131
お湯の適温　137
〔カ〕
外関　110
外傷性の脱毛症　75
角質層　13
膈兪　42
顆粒層　13
肝気鬱結証　55
肝虚（寒）証　79
関元　25
肝実（熱）証　81
肝腎陰虚証　66
感染による脱毛症　74
乾燥　138
感嘆符毛　73
肝兪　42
〔キ〕
気海　26, 126
気虚　123
気虚タイプ　125
気血水（津液）の働き　121
気血両虚証　66
気滞　123

気滞血瘀証　66
気滞タイプ　127
基底層　13
曲差　47, 50
局所免疫療法　77
曲池　109
玉枕　43, 45
曲鬢　47, 51
〔ケ〕
経絡ハンドトリートメント　89
経絡ヘッドトリートメント　89
血海　24, 131, 133
血虚　123
血虚証　61
血虚タイプ　129
血熱証　55, 66
缺盆　107
肩外兪　108
肩井　107
〔コ〕
行気活血　71
後谿　111
膠原病による脱毛症　75
合谷　25, 109, 126
硬毛　14
崑崙　39
〔サ〕
三陰交　24, 131, 135
〔シ〕
支溝　128, 133
四診　78
四神聡　47, 49
支正　111
滋補肝腎　70
縮毛　18
証決定　78
承山　40
生髪　43, 45
白髪　52
腎虚（熱）証　83
腎精不足証　55
神庭　47, 49

神門　133
心兪　41
腎兪　43
〔ス〕
頭維　47, 49
〔セ〕
清熱利湿　63
清熱涼血　56, 67
〔ソ〕
疏肝理気　58
〔タ〕
ターンオーバー　13
太谿　23
太衝　23, 128
タオルドライ　138
男性型脱毛　76
〔チ〕
血不足　79
中医学的カウンセリングシート　122
中脘　26
直毛　18
〔テ〕
手三里　109
天枢　26
天井　110
〔ト〕
ドライアイス療法　76
トリートメント　138
〔ナ〕
内関　128
内分泌疾患による脱毛症　75
軟毛　14
〔ネ〕
熱の上昇　83
〔ハ〕
梅花鍼　85
肺兪　41
波状毛　18
〔ヒ〕
脾胃湿熱証　61
美身鍼　9
美痩鍼　10
美肌鍼　10
美髪鍼　10, 11, 21
皮膚炎による脱毛症　75
皮膚鍼　85
百会　47, 48

脾兪　42
病理　78
微量元素　17
〔フ〕
風池　43, 45
風府　43, 44
復溜　135
フケ症　59
浮白　43, 46
ブラッシング　137
プレシャワーリング　137
プレシャンプー　137
分娩による脱毛症　76
〔ヘ〕
ヘアサイクル　19
〔ホ〕
補益腎精　57
本洗い　138
本神　47, 50
〔メ〕
メラニン色素　18
〔モ〕
毛幹　15
毛幹部　15
毛球　15
毛根部　15
毛髄質　16
毛乳頭　15
毛髪の水分量　17
毛髪の成分　17
毛髪の役割　17
毛皮質　16
毛表皮　16
毛母細胞　15
目窓　47, 51
〔ヤ〕
薬剤による脱毛症　75
薬物療法　76
〔ユ〕
有棘層　13
〔ヨ〕
養血補血　62
陽谷　111
陽池　110

参考文献

■ヘッドトリートメント技術関連

・清末悦子著、『ナチュラル　ヘッドスパ』2008、BAB ジャパン

■頭皮・毛髪の解剖学関連

・日本パーマネントウェーブ液工業組合著作権者、日本パーマネントウェーブ液工業組合技術委員会編著者『SCIENCE of WAVE　サイエンスオブウェーブ』1994、新美容出版

・朝田康夫監修者、『美容皮膚科学事典』平成 14 年、中央書院

・田上八朗・杉林堅次・能崎章輔・宿崎幸一・神田吉弘監修「化粧科学ガイド第 2 版」2010、フレグランスジャーナル社

・本田光芳監修、『新ヘア・サイエンス』2009、日本毛髪科学協会

■中医学関連

・天津中医薬大学＋学校法人後藤学園編集責任、劉公望　兵頭明　平馬直樹　路京華監訳、学校法人後藤学園中医学研究部翻訳、『針灸学［基礎篇］第 3 版』2007、東洋学術出版社

・天津中医学院＋学校法人後藤学園編集、劉公望　兵頭明監修、兵頭明監訳、学校法人後藤学園中医学研究室翻訳、『針灸学［経穴編］』1997、東洋学術出版社

・天津中医学院＋学校法人後藤学園著者、兵頭明監訳、学校法人後藤学園中医学研究室翻訳、『針灸学［臨床篇］』1993、東洋学術出版社

・内山恵子著、『中医診断学ノート』1988、東洋学術出版

・社団法人東洋療法学校協会編者、教科書執筆小委員会著、『東洋医学概論』1993、医道の日本社

・折橋梢恵・光永裕之著、『新しい美容鍼灸　美身鍼』2011、フレグランスジャーナル社

・向阳 赵田雍 向云飞等編著、『针刺　美容技法図解』2008、中国医药科技出版社

・余茂基編著、『経絡美容』2004、江苏科学技术出版社

・王富春編著、『図解針刺美容』2008、遼宁科学技術出版社

編集：山口徹、他，『今日の治療指針2008年版』2008、医学書院、

編集：亀山正邦、他，『今日の診断指針第5版』2002、医学書院

編集：斎田俊明、他，『今日の皮膚疾患治療指針第3版』2002、医学書院、

石田秀実監訳、『現代語訳黄帝内経素問』1991、東洋学術出版社

石田秀実監訳、『現代語訳黄帝内経霊枢』1999、東洋学術出版社

経絡治療学会編纂、『日本鍼灸医学　臨床編』2011

趙金鐸主編、『中医診断と治療』2001、燎原書店

教科書執筆小委員会著、『新版経絡経穴概論』2009、医道の日本社

丁光迪 主編、『諸病源候論校注』1994、人民衛生出版社

古村和子著、『どんな悩みもみるみる解消漢方流で髪が生える』1997、東洋出版株式会社

梁晨千鶴著、『東方栄養新書』2005、メディカルユーコン

著者あとがき

　美容師と鍼灸師のコラボレーションとして、髪や頭皮のトラブルを抱えている方や美髪に関心のある方に対する施術を10年以上行わせて頂きました。美髪に対する美容鍼灸「美髪鍼」を考案することが出来たのは、この経験があったからだと感じています。

　当時の美容鍼灸と言えば、まだまだ情報が乏しい時期であり、美顔を目的とした技術も十分に広まっていませんでした。そのような時期に「美髪になれる美容鍼灸があっても面白いかもね」という友人の一言が、美髪鍼の原点になっています。今でも思い返してみると、実際に美髪鍼の技術を構築するために必要な人材や、場所、知識などが、この時にすべて揃っていたと思います。実際に確信を持って施術を提供できるようになるまでには、数年の歳月を費やしましたが、誰も取り組んでいない分野だからこそ世の中に新しい美容鍼灸の技術を提案することはとてもやりがいがありました。髪に対する悩みを抱えている方は、男女を問わず大勢いらっしゃいますが、鍼灸師はそれらの悩みに対応する術を持っていることをあまり知られていません。本来は、髪や身体のトラブルが起きてから対処するのではなく、病気の予防や健康管理、美容の目的においても、普段からお客様に頼りにされる存在に鍼灸師がなれることを願っています。

　この書籍は、新しい時代の美容鍼灸を目指す鍼灸師の臨床に少しでもお役立て頂き、また美容室やエステティックサロンなどの美容関係者の方々にも美容鍼灸がどのようなものなのかを知って頂ける機会になれば幸いです。また本書は再出版となりますが、このような再販の機会を与えて頂き、細やかなサポートをしてくださったユイビ書房の戸田由紀氏、初版の協力をしてくださった元フレグランスジャーナル社の内田今朝雄氏に心から感謝いたします。また一作目に引き続き、何十時間にもわたり撮影にお付き合いくださった田原直さん、素敵なイラストをたくさん描いてくださった春野ほたるさん、モデルにご協力頂いた藤井奈々さんと柴田桂さん、いつも美容室でお手伝いしてくださった酒井寿恵さん、いつも陰で支えてくれる久保田浩彰さんにも感謝しております。

最後にこの書籍を一緒に作り上げてくれた百草園駅前鍼灸院の阿江邦公氏、美容室リールの中島かおる氏には、心よりお礼を申し上げます。

2025年1月

折橋梢恵

【著者プロフィール】

折橋 梢恵（おりはし・こずえ）

美容鍼灸師　鍼灸教員資格　AJESTHE認定上級エステティシャン　日本化粧検定協会コスメコンシェルジュインストラクター　日本フェムテック協会認定フェムテックエキスパート　JYIAヨガインストラクター　花押作家　調理師免許　薬膳アドバイザー　アロマテラピー検定1級

白金鍼灸 SalonFium 代表　(一社)美容鍼灸技能教育研究協会 代表理事　(芸能プロダクション)YS company 文化人芸能人部門 所属　(一社)全日本鍼灸学会 会員　(一社)日本エステティック協会 会員　(一社)日本化粧品検定協会 会員　(一社)日本花押協会 会員　美容鍼灸の会美真会 会長　ビートゥルース アカデミー 学院長　日本医専、神奈川衛生学園専門学校 非常勤講師

大学在学中に中国に留学し鍼灸と出会う。帰国後、大学の卒業と共に鍼灸学校に入学し、三年後に鍼灸師の資格を取得。さらに東京衛生学園専門学校に進学し教員資格を取得。その後、(故)町田久氏を師事し、美容鍼灸や分子栄養学について学ぶ。またエステティシャンの資格を取得し、藤井峯子氏に師事する。これらの経験を元に鍼灸に美容の要素を融合した折橋式総合美容鍼灸を確立する。美容鍼灸フェスタ主宰、安全刺鍼講習会講師、ビューティーワールドジャパン2016/2023/2024のメインステージ演者に選ばれるなど女性の「美容」「健康」「ライフステージ」を軸に幅広い分野で活躍している。

光永 裕之（みつなが・ひろゆき）

鍼灸按摩師　鍼灸按摩マッサージ指圧師教員資格

東洋鍼灸専門学校卒業　東京衛生学園専門学校卒業、サイバー大学卒業　(一社)美容鍼灸技能教育研究協会 理事　美容鍼灸の会美真会 副会長　(一社)全日本鍼灸学会 会員　(一社)日本顔学会 会員

経絡按摩、指圧、オイルマッサージ、ビタミンマッサージ、認定フェイシャルエステティシャン、整体、カイロプラクティック、リフレクソロジー、タイマッサージ、リンパドレナージュ、フスフレーガーなど10種類以上の手技療法を習得。マッサージやトリートメントなどの技術コンサルタントや美容鍼灸の技術開発にも携わる。今まで携わった企画やセミナーの回数は500回を超える。

美容鍼灸の会「美真会」
https://www.bishinkai.com/

Kozue Orihashi
Instagram

新しい美容鍼灸 美髪鍼 [再販]

2012年10月10日　初版 発行
2025年 3月1日　第1版 第5刷 発行

著　者　　折橋 梢恵・光永 裕之
発行者　　戸田 由紀
発行所　　(同)ユイビ書房
　　　　　〒115-0045 東京都北区赤羽 3-3-3 ドミール赤羽
　　　　　info@yuibibooks.com　090-2145-4264

印刷・製本 大村紙業株式会社

★乱丁、落丁はおとりかえいたします。　但し、古書店で本書を購入されている場合はおとりかえできません。
★本書を無断で複写・複製・転載することを禁じます。
★お問い合わせはお手数ですがご住所、氏名、電話番号を明記の上、メールにて内容をお送りください。

© 2025 K. Orihashi, H. Mitsunaga
ISBN 978-4-911309-03-2

協力

白金鍼灸 SalonFium
ヒーリングサロンリール
美容鍼灸の会美真会

美容師1　　中島かおる
美容師2　　酒井寿恵
モデル1　　藤井奈々
モデル2　　柴田桂
鍼灸師　　　阿江邦公
カメラマン　田原直
イラスト　　春野ほたる
表紙デザイン：OZデザイン　尾崎哲夫

『新しい美容鍼灸 美髪鍼』は、2012年10月にフレグランスジャーナル社から発行され、読者の皆様に長く親しまれてきました。本書は著者の許諾を得て、2022年3月発行の同書第1版第4刷を基準とし再販することとなりました。本書、そして紙の書籍がこれからも学び続ける読者の一助となるよう尽力してまいります。　ユイビ書房